内部被曝

矢ヶ﨑 克馬、守田 敏也

岩波ブックレット No. 832

第1章　被曝直後の福島を訪れて

守田　矢ヶ嶋さんは、放射線による内部被曝《ないぶひばく》を「隠された被曝」と呼び、その実態の解明に長年、尽力してこられました。東日本大震災後は、福島第一原発事故で飛び出した膨大な放射能からの徹底した防護を掲げ、福島の現地にもたびたび赴《おもむ》いて、多くの方に内部被曝の危険性を説かれていま す。三月一一日以降、二〇一一年の年末までにおこなった講演の数は一四五回。各地でたくさんの方と交流し、被曝を避けることや、避難を進めるうえでの相談にも乗ってこられました。

その矢ヶ嶋さんに今回、内部被曝問題を中心に、何をどう考えたらいいのかお聞きしようと思います。まずは、初めて福島に行かれたのはいつか。また、どのような思いで行かれたのかから、お聞かせください。

矢ヶ嶋　原発事故後に福島に初めて出向いたのは三月二四日のことでした。沖縄在住ですが、もともとは福島出身の、私の親しい友人の後藤勝彦さんがちょうど帰省中に震災に遭《あ》いました。地震直後は安否の確認もとれない。四日目の一五日になってやっと連絡がとれ、無事を確かめ、震災のようすが聞けました。後藤さんは早くから、原発の危険性を訴え、福島原発建設反対の運動に直接かかわってこられた方で、事故後は、放射能環境下に暮らす人々の悲痛な思いを詠んだ句集も出しています。

後藤さんは、「県民は放射性のほこりが身の回りにあるかさえもわからない。事故を見極め、放射線の害から人々を守るために来てほしい」と言う。私は放射線測定器を琉球大学から借用し、とるものもとりあえず出かけようと思ったのですが、続いてすぐに、「福島は地震や津波の被害もすごく、ライフラインが断たれている。ガソリンも確保できない。宿も確保できない。段取りするので、手配が整ってから来てほしい」ということでした。私はひたすら、連絡を待つことにしました。
その間にも、原発で水素爆発が起こったり、「ベント」という原子炉の崩壊を避けるための放射性物質の意図的な放出がおこなわれたり、どうみてもたいへんな量の放射性物質が出てきている状況で、気が気ではありませんでした。それで一週間ぐらい経って連絡がくると、すぐに現地へ飛び、三月三〇日まで滞在しました。

沖縄で核問題を体験

守田　事故直後に放射能汚染地に飛んで行くという思いは、どのように形づくられたのでしょうか。

矢ヶ﨑　まず、自己紹介しますと、両親は東京大空襲で焼け出され、私は郷里の信州松本で育ちました。苦学しながらの小中高校時代ののち、名古屋工業大学に進み、広島大学大学院で物性物理学を学びました。一九七二年の沖縄の施政権返還にともない琉球大学が国立大学となり、定数増に

コラム1　放射線と放射能

放射線
特定の原子の真ん中にある原子核から放出されるはやい速度の粒子や光の一種。エネルギーが高く、電離(電子を吹き飛ばす)作用がある。放射線には三種類ある。電気量を持つ小さい物質の放出によるアルファ線とベータ線。エネルギーとしての光の仲間が放出されるガンマ線。
放射線はこのほかにも、核分裂などの核反応の際に放出される中性子線などがある。中性子線は、電気量を持たない小さい物質の放出である。

放射能
放射線を放出する能力、またはその性質。ただし日本では、放射性物質のことをさす場合もある。

なったため、「沖縄県民のお役に立てるなら」との思いで即、決断し、一九七四年四月、琉球大学に赴任しました。

私の専門は、半導体や磁石などでなじみのある物性を、実験的に研究することでしたが、ほとんど研究条件が何もない琉球大学で「教育と研究の基盤整備」をすることが、私の沖縄に貢献できる第一歩の仕事でした。「学問を市民の生活と離れたところでやってはいかん」という思いが私の研究スタイルになりました。

私が沖縄に赴任した直後に、沖縄の施政権返還時に「核兵器は撤去する」と約束されたにもかかわらず、嘉手納《かでな》弾薬庫の弾薬整備部隊に核兵器専門要員が配置されていることが明るみに出たり、伊江島で核模擬弾の投下訓練が実施されていることなどが明らかになり、県民に怒りが走りました。ところが、琉球大学に科学者の視点から核兵器を語れる者がいませんでした。「これはいかん」と、それから二年半にわたり、週一回、核問題学習会を持ちました。その成果は「核と沖縄」シンポジウムの開催、琉球大学の教養科目「核の科学」の開設につながりました。

さらに、一九九八年には、沖縄鳥島米軍射爆場で、米軍が劣化ウラン弾を実弾射撃訓練したことが発覚しました。そのとき、米軍は県民に向かって「劣化ウラン弾は放射能ではない」と言明しました。私はいまだ内部被曝についての知見を深めてはいませんでしたが、「沖縄県民、なめられてたまるか」の一念で、米軍抗議の第一声を発しました。「まぎれもなく放射能を持ち、衝突の際に燃え上がって生じるエアロゾールを吸い込むと非常に危険だ。鳥島に打ち込まれた量は、放射性原子の数で比較すると、広島原爆の二五倍、長崎原爆の一九〇倍もの量である。人に危害を加える危険がある劣化ウラン弾は、地を掘り、海に潜ってでも、最後の一発まで回収せよ」。

先に怒りの声を上げてから必死で学習するというスタイルが、私のたたかいの姿になりました。

そうこうしているうちに二〇〇三年、広島・長崎の被爆者による原爆症認定を求めた集団訴訟が始められ、全国各地での裁判の共通の証言として内部被曝について語ってほしいと、熊本訴訟団の弁護団長であった板井優氏から依頼を受けました。

　放射線の害で病気になったと認められる被爆者は原爆症が認定されるのですが、当時、約二七万人おられた被爆者のうち、認定を受けていたのは二〇〇〇人余りに過ぎませんでした。ほとんどの方が放射線による被害を認められない状況のなかで、これでは死んでも死に切れないと立ち上がった方たちがいました。

　私は恥ずかしながらそのとき初めて、被爆者の内部被曝に関する資料を読みました。そこで一九八六年に出され、原爆投下後の残留放射線による被曝線量を評価している「放射線量評価体系」（DS86 Dosimetry System 1986）の第六章を読み、あまりにも反科学的で虚偽の結論が導かれていることに驚くとともに、これほどまで歪《ゆが》められた見解が正されてこなかったことにも憤りを感じ、実は三日三晩、眠れませんでした。

　その後、怒りをバネにDS86と、政府の被曝対

コラム２　内部被曝と外部被爆

外部被曝

　体の外からやってくる放射線に被曝すること。透過性の強いガンマ線による被曝が主たるもの。被曝が集中的でなく、体全体に均一に分布するタイプである。

内部被曝

　体の内部から発射される放射線により被曝すること。多くの場合、吸い込んだり、飲み込んだりして体のなかに入れた放射性微粒子からの放射線による。外部被曝ではほとんど問題にならなかった短い距離で止まってしまうアルファ線やベータ線による被曝が深刻。全被曝が局所内に集中し、また、体のなかにある限り被曝が継続する。

策の指針のもとになっている国際放射線防護委員会（ＩＣＲＰ）の被曝評価の考え方を体系的に批判したのですが、このことをおこなったのは、日本では私が初めてだと思います。

被爆者の多くの方は、間違いなく放射性のほこりを吸って、内部被曝をしているのですが、アメリカは核戦略の下、〝犠牲者隠し〟のために、内部被曝のもとになる放射性のほこりが被爆地になかったことにしてしまいました。それで多重がんなどになって苦しんでいる人が「あなたは被曝していません」と言われて、さらに苦しみを重ねてきたのが現実でした。集団訴訟での判決は、一九もありましたが、すべてにおいて、内部被曝の影響が認められ、いくつかは全面勝訴、他の判決でも基本的に勝訴が勝ち取られました。

そのようななかで、日本政府の都合による〝犠牲者隠し〟と「科学」の名による事実の歪曲《わいきょく》を目のあたりにしてきたものですから、今回の原発事故の直後から、私の胸のうちは、広島・長崎の人々が苦しんだのと同じ思いを福島でさせてはならない、あの悲しみをくりかえさせてはならない、という思いでいっぱいになりました。

人々を放射線にさらした「安全神話」

守田　当時の福島現地に入られて見たこと、思ったことを教えてください。

矢ヶ崎　いまでも非常に強く印象に残っていることは、事故以前から流されてきた「安全神話」が徹底していて、放射線の恐ろしさへの対応がまったくなされていなかったことでした。

福島市内の小学校の、原発事故が起こったときの避難マニュアルを見せてもらったのですが、内容は地震が起こったときのものと同じなのですね。「どこどこに集まって、先生の言うことを聞いて、移動する」となっている。放射性のほこりが舞っている、その放射線から子どもたちをいかに守っていくのか、という概念がまったくないのです。

子どもたちにマスクを用意して与えるとか、カッパを着せるとか、そういう対応もまるでなされなかった。もちろん放射線バッチだとか、積算線量計とか、そうしたものを一人ひとりに配るなど、考えられもしていない。原発は安全で絶対に事故など起こさないのだという、「安全神話」に呪縛《じゅばく》されていることを感じました。

もう一つ、胸に残ったのは、震災直後に原発周辺で避難命令が出たとき、大熊町の病院から避難するなかで犠牲者が四五人も出たことでした（『毎日新聞』二〇一一年四月二六日）。避難命令が夜中に出され、病院の入院患者さんを移さなければいけなくなった。そのときに重篤《じゅうとく》で、安易に動かしてはいけない方たちを、強制的に普通のバスに乗せて移動させなくてはならなかったため亡くなってしまったのです。いざというときに、こういう方たちをどうするか、いっさい備えが政府や自治体にはなかったのです。そのために目の前で何十人ものお年寄りの命が奪われてしまったのに、それが、津波という自然災害でたくさんの方の命が失われたことと同じような事態としてしか報道されませんでした。私は原発事故への備えがないばかりに、無理な移動を強いられて亡くなったこの方たちも、「安全神話」の犠牲者だったと思います。

こういう状態の福島県に、琉球大学から二つの放射線測定機器を借りて入っていきました。福島県の南から北まで周《まわ》ったのですが、当時は、すでにたくさんの放射性物質が漏《も》れ出し、放射線がとびかっているのに、そのことに関する報道も記事もほとんど出ていませんでした。それで私が測定すると、いっしょにいた市民の方たちは、放射線というのはこんなふうに針を動かすのだ、眼に見えないけれども、飛んでいて、身体に突き刺すように働いているのだということを、初めて実感できたというのです（次ページ写真参照）。

人々に放射線の存在と危険性を実感してもらうためにも、もっとあちこちで計測を進めようと、いくつかの市町村で聞いてみると、どの自治体にも器具そのものがない状態でした。ここにも「安全神話」が、かげをおとしていました。事故が起こったら何が必要か、いかに住民を守るのか、原子力推進側が、そういう検討すら拒否してきたことの害悪を強く感じました。

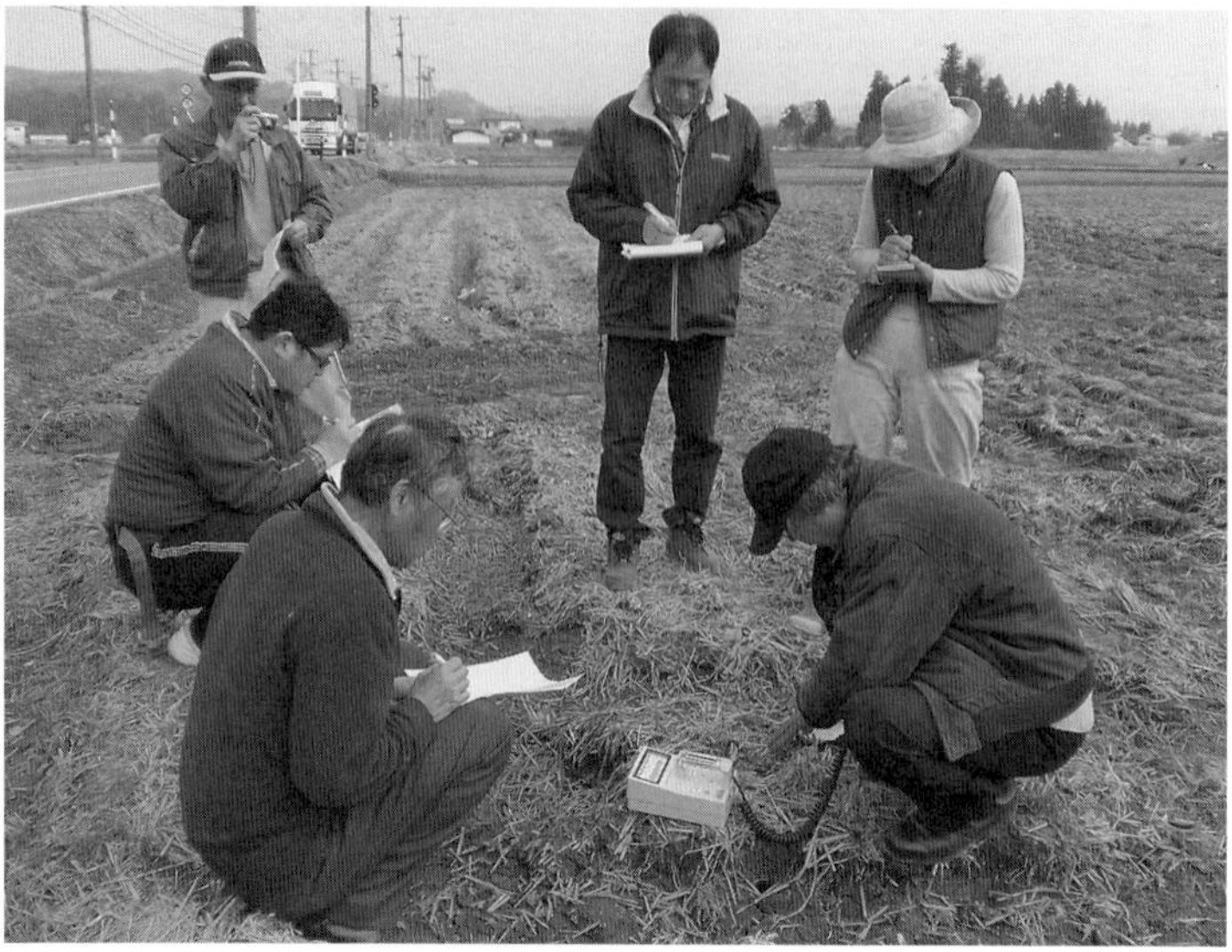

福島での放射線の測定(撮影：後藤勝彦氏)

守田　ご自身の被曝の兆候などはなかったのですか。

矢ヶ﨑　放射線は体に感じないと言われていますが、実は口の中に金属を含んだようないやな感じを味わいました。アメリカのスリーマイル島原発で放射性物質が漏れ出した事故(一九七九年)のときにも、住民が同じような体験をしたことが報告されていて、自分にも同じことが起こっていると思いました。実際、放射線の値も非常に高くて、とても危険な状態でした。

それで私自身のことというよりも、周りの方たち、とくに子どもたちのことが心配で心配で、いたたまれない日々が続きました。

守田　そのときの農地のようすは、どうだったのでしょうか。春先はこれからの耕作の準備が進むときで、農家が動き出すころだったと思うのですが。

矢ヶ﨑　おっしゃる通りで、この点も重要なポイントでした。まさに農地を放射性物質の汚染からどのように守るのかが問われていたのですが、農林水産省も自治体も方針をまったく出さなかったのです。考えもできなかったのだと思います。

私がいたのは三月下旬で、まだ高い濃度の放射性物質の放出が続いていましたが、例えば稲藁《いなわら》を敷いた田んぼでは、その上にたくさんの放射性物質が付着していて、測定してみると、それをどけるだけで四割は減りました。土を三センチメートル、五センチメートル掘ると、八割から九割の除染ができました。

そのときに、農民連（農民運動全国連合会）の方たちといっしょだったのですが、田んぼの表土を少し除去すれば汚染の大半を除去することができるので、なんとかする方法はないかと相談し、各方面に働きかけました。しかし政府も自治体も結局、何の方針も出さず、農家がそれぞれ自分で何とかしなさいという状況でした。

四月直前といえば、田んぼは春を迎えるので、一生懸命に用意をしなければいけない時期です。農家は作業を進めざるをえない。しかし何も方針がでない。表土を取り除けば、かなりの除染はできたのですが、広大な農地の表面の土をいっせいに取り除くなど、きわめて明確な意思がないとできません。

豊かな農耕土壌は微生物と小動物との共生圏になっていて、農民にとっては苦労して育て上げたものです。その表土をはぐのはたいへんなだけではなく、苦痛でもあります。それでも田んぼでいえば、共生圏は鋤《す》き返す範囲の二〇センチメートルぐらいまであるので、上を五センチぐらいとっても下に一五センチ残ってまだなんとかなる。なので、あの時点で対処をすれば多くの農地が再生可能で残されたと思います。

ところが結局、最後まで政治は手をこまねいたままになり、農家が耕作を始めてしまって、二〇センチの深さまで耕して土を攪拌《かくはん》してしまった。放射性物質を鋤きこんでしまったのです。こうなったら、もう取れません。

私も周りの農民の方たちといろいろ訴えたのですが、国を動かすことに成功しないままに、結局、個別の農家がそれぞれの対応で、いつものように水田が作られてしまいました。農地を守れなかったことは、いまでも残念です。

守田　あの段階で表土をはげば、福島や周辺地域の農業の行く末も、ずいぶん違ったわけですね。

矢ヶ﨑　いまから考えてみれば、土の汚染について、上から放射性のほこりがばら撒《ま》かれた時にどうなるか、スリーマイルでもチェルノブイリでもものすごく重要な経験をしているわけです。その経験を、政府や原子力推進側は、いかしてこなかった。これもまた「安全神話」の深い罪の一つだと私は思います。

国が実際の原子力発電所の事故の経験に学んで、きちっと対応策まで検討してくることができていたのなら、日本はもっと救えたのではないかと思います。しかし多くのことが、被害が出てからはじめて検討されることとなってしまいました。

政治そのものが、あとで述べるように、長期間、内部被曝を隠ぺいする立場をとり続け、真理を探究する科学より、アメリカの核戦略と原子力業界の利益だけを追求してきたのです。命と生活を守る科学的認識に立ってこなかったので、こういうことになったのですね。

住民との対話のなかで

守田　福島では、住民の方たちと、どのようなお話をされたのですか。またどのようなことを感じられましたか。

矢ヶ﨑　とにかくみなさんに、放射線の危険性をきちっと知ってもらわなくてはいけない。そして一刻も早く防護措置を取ってほしいと思いましたので、向こうにいってすぐに集まりを持ってもらい、毎日連続して会合を持ちました。

三月二三日から三〇日までの間に、小さい集まりから一〇〇人規模ぐらいの集まりを一〇回ほど持ちました。そのときは、市民の方に広く呼びかけたのではなくて、内部被曝の恐ろしさ、深刻さをパニック的に受けとめられるのを避けるために、自治体の班長をされている方や、生協を運営している方、民主的な医療にかかわっている方や、有機農業に積極的に取り組んでいる農家の方たち、原発に反対してきた人々などに集まっていただきました。

そこでうかがったところによると、ある病院では、放射線に被曝する危機を感じて、真っ先に医師が避難したとのことでした。ところが集まってきた方たちは、避難した人を悪くは言わない。避難する人は避難したらいい。でも、自分たちが避難したら福島を守る人がいなくなると言うのです。強烈な郷土愛を持たれた方たちでした。

訪れた会場ごとに、そうした方にお会いし、みなさんの福島への愛の深さを感じました。なかには「被曝したって自分一代のことだから、何としても動かないぞ」という頑固タイプから、もっと事態を冷静に受け止めながら、「それでも自分は、ここから逃げないのだ」という強い意志を持たれた方などがいました。

私はとにかく放射線の人体に与える深刻な危険性をお話しし、最大の努力で防護すべきことを語りました。防護のなかでは避難が一番であることも訴えました。みなさんが危険を承知でここにいるならいるで、どんなことに気をつけたらよいのか、思いつく限りのことを話しました。それだけではなくて、東電に対して、政府に対して、社会に対して声を上げることを最大限重視してほしいと述べました。「安全神話」を信じている社会のあり方を変えていかないと、本当の意味で自分たちを守ることができないからです。

守田　みなさんの逃げないという思いを、矢ヶ崎さんはどう感じられましたか？　放射線の被害から身を守るためには避難が有効で、それを呼びかけに行かれたのでもあると思うのですが。むずかしい局面だったのではないでしょうか。

矢ヶ崎　その通りです。私は実は放射線からの防護という一点にしぼり、ここにいたらこういう危険があるのだと、行く前はそれを訴えようと思っていました。しかし話を聞いていて、福島を守ろうとする熱意の強さに感じ入ったのでした。

とくに私がそう感じたのは、沖縄にある意識と同じものを感じたからかもしれません。沖縄には米軍基地を前にして、「これに怒りを発しないで、おれるものか」という強い意識を持っている方がたくさんいます。基地は危険で、米兵による犯罪もあり、毎日騒音などに苛《さいな》まれていますが、その近くに根を張って、生きて、抗議を続けている。そんな方たちと同じ目の色を、集まった方たちに感じました。

そのため私自身、ずいぶんと考えを変更したところがあります。福島を守る作業として、自分たちが総合的にどんなことをしていくのか、汚染された土地をどのように再生していくのかというかかわりも含めて考えていくべきで、単純に被曝ゼロがいいというだけではいかんと思ったのです。あの時に、たくさんの人たちにお会いしていなかったら、私の主張はかなり一面的なものになっていたと思います。

守田　深いお話ですね。郷土を守ろうとする方々の思いに胸を打たれます。同時にそうした方もまた被曝し続けていることを思うと、胸が痛むばかりです。

矢ヶ崎　実は、私が現場で考えを修正できたのは、郡山市三穂田町在住の吉川一男さんのアドバイスもあったからなのです。

吉川さんは「農民がどのように主張するのか、どのように放射能汚染と立ち向かうのかを見極めることが大切で、知識がある者が、上から目線でこうしないとダメだと言っても、それがただちに力になるとは限らない」と言うのです。「そこで生活している人たちが、生活を通じて、こうしなけりゃならんと感じ、知識あるものの話に耳を傾けない限り、地域は動かない」との発言に私は強く感銘を受けたのです。

実際にかつて郡山では、産業廃棄物業者が人里のすぐ近くに、かなり大規模な産業廃棄物の最終処分場を作る手続きをすすめたそうですが、農民の方たちが中心となって、きちんと「これはダメだよ」と主張して、町ぐるみの反対運動で作らせなかったそうです。吉川さんは、そのリーダー的存在でした。

沖縄に暮らしていると米軍基地をめぐっての、アメリカ政府とアメリカの言いなりの日本政府と、住民の間の矛盾の構造ははっきりしています。たたかいの中で、沖縄県民に共有されてきたものが多い。

しかし放射能の問題は、これからみんなで共有することを広めていかなくてはならない。現実を動かす力となる運動は、大多数の市民が正しい知識を生活のなかで得ていくことが必要で、そういう運動が求められるわけです。そういう点が、直接、地域のみなさんとお話をして見えてきました。

守田　なるほど。私も宮城県南部や福島市の放射線量の高い所にいき、有機農家の方たちや、市内で放射線防護活動をしている方たちと交流して、いろいろな話を聞かせていただきましたが、なかなか答えが見えないなかで、身をよじりながら明日への展望を見出そうとしているこうした方々に寄り添わないと見えてこないものを感じました。その苦しみのなかから、日本全体が学ぶべき何かも紡《つむ》ぎだされつつあるように思えます。

矢ヶ﨑　そうですね。確かに、なかなかすっきりとした答えが出せない面もありますが、やはり大事なのはそこにいる人々の、未来に向けた思いや意志です。だからその方たちの考えを尊重することが大切ですし、そこには学ぶものがたくさんあります。

また前向きに未来への展望を切り開こうという思いは、私のもともとのモットーでもあります。そのため私は、ただ放射線のもたらす深刻な影響を述べるだけではなくて、必ず次のように付け加えるようにしました。「開き直って楽天的になり、支え合って、最大防護をしましょう。やるべきことは全部やって、危機を脱出しましょう。救援も生活も命を守ることも、やるべきことは全部やって切り抜けましょう。正しい知識を獲得することが大切です。『みんなで支え合う大きな利己主義』を心構えとして持ちましょう」と。

その後に福島の方にお会いすると、「この言葉が、その後の指針になりました」と言ってくださる方がたくさんいます。その意味でこの言葉は、あのときこれからいったい、どうやって歩んだらよいのか、いっしょに考えた方たちとの共有財産になっています。

放射線の影響は、どのように出ているのか

守田　その後、福島をはじめ多くの地域で、放射線の影響と思われるさまざまな事例が報告されていますが、矢ヶ﨑さんが知っている例を教えてください。

矢ヶ﨑　たくさんの例が報告されていますが、あえてここで福島の例ではなくて、東京の町田市の例を紹介したいと思います。被曝の影響が福島県だけではなくて、関東を含むもっと広範な地域で出ていることに、みなさんの注意をうながしたいからです。

町田の例は、市民グループ「こどもと未来をつなぐ会・町田」が二〇一一年一〇月二〇日から一一月一六日にかけておこなった「低線量被曝健康調査」(http://ameblo.jp/kodomomirai)によるものですが、この会のリーダーの一人の方が、早くから私にこうした現状を伝えてくださいました。子どもの体調異変がたくさん報告されてきているのですが、大人のものもたくさんあります。ホームページには一〇〇件近くの症例があげられています。

子どもの例では、つぎのような報告があります。

「六歳(事故時五歳)男　町田市在住在園。三月一一日から一八日まで町田市の自宅から一度も外出せず、窓開けず、エアコン入れず、洗濯物も家の中。一九日から五月三日まで、和歌山県へ避難。五月四日から七月二五日、町田市在住在園。七月二六日から八月二七日まで、和歌山県へ避難。八月二八日から現在、町田市在住在園。

産まれてからこれまでほとんど鼻血を出さなかったのに、3・11後、一〇回以上鼻血を出しており、そのうちの三回は(五月、六月、七月)、二五分から三〇分間、鮮血の鼻血が水道の蛇口を全開にしたように大量に出るのです。仰向けには寝ていられず、トイレに垂れ流しの状態で止まるのを待ちました。今現在、鼻の奥に茶色の膿が溜まり、中耳炎が二カ月半続いています。耳鼻科に通い、抗生物質など処方され服用し続けています」

「九歳　女　多摩市在住。震災後、約二カ月間、

抜け毛が凄かったです。毎日、朝、洗面所の前は以前と比べ、落ちている毛が半端ではなく、毎日、ブラシには、びっしり毛がついていました。本人も、はげてしまうのではないか？　と心配していたそうです」

このほか、咳(二カ月以上止まらない)、口内炎、下痢、喘息《ぜんそく》、目の下にクマ、頻繁にできる青あざ、顔の色が黒くなる、肌がかさかさになる、などたくさんの報告がされています。

大人にも、いろいろな症状が出ています。次のような事例を紹介します。

「三五歳女、町田市在住。四月から下痢、嘔吐。爪が剝がれ、夜も眠れない程のひどい咳、五月には動くことも辛く、起き上がることができないことも。五月から六月にかけて口内炎を繰り返す。ほっぺたに豆粒大のしこりが三個できた時もあり。レントゲン・エコー・血液検査を受けたが、『原因が分からない』との診断。一体自分の体の中で何が起こっているのか？　これまで経験したことのない症状に恐怖だった」

これらは報告されたものの、ほんの少しの例です。

守田　その一つひとつが放射線の影響によるものであると言えるのでしょうか。

矢ヶ﨑　可能性はありますが、「そうである」とは断言できません。しかし報告の多くに、「こんなことは三月一一日まで経験したことがなかった」という言葉が付け加えられています。またそれぞれの症状は、放射線の影響で出てくる可能性があることを論理的に説明できるものが多いのです。

守田　そのことを知るために、放射線が人体にどのような影響を与えるのか、そのメカニズムを理解していく必要があるのですね。

矢ヶ﨑　そうです。健康不安を感じている多くのみなさんにぜひ知っていただきたいと思います。

第2章　内部被曝のメカニズムと恐ろしさ

守田　それでは放射線による被曝の恐ろしさについて、お話をうかがいたいと思います。まず放射線が人体やものに与える影響について教えてください。

また矢ヶ崎さんは、同じ被曝でも、外部被曝よりも内部被曝のほうが恐ろしいことを強調されているわけですが、その点を詳しくお聞かせください。

放射線被曝の仕組み

矢ヶ崎　放射線には、たくさんの種類があります。そのなかで私たちが問題にすべきなのは、**電離放射線**と呼ばれるエネルギーの非常に大きなものです。

原爆や原発は核分裂のエネルギーを利用したものですが、核分裂の材料や核分裂で生み出されたすべての原子が放射性であって、その原子核から放出されるのが電離放射線です。電離放射線が、物質に影響を与えるわけですが、この作用を理解するためには、物質とはどのようにあるものなのか、物理的に理解しておくことが必要です。

私たちの周りにある物質は、みな原子から構成されています。原子は真ん中にある原子核と、周囲を回っている電子にわかれます。原子は、ほとんどの場合は原子どうしが結合した分子となっています。そして、地球上のあらゆるものが形づくられます。水で言えば水素原子二つと酸素原子一つが結合して、水の分子になります。

この場合の原子と原子の結合は、原子の周りを回っている電子の軌道が重なり合うことで、電子と電子の間に相互作用が生まれ、電子がペアを組み(ペア電子)、原子と原子をつなぐ強力な結合力が生まれることでおこなわれます。

放射線は、この物質の結びつきに影響を与えま

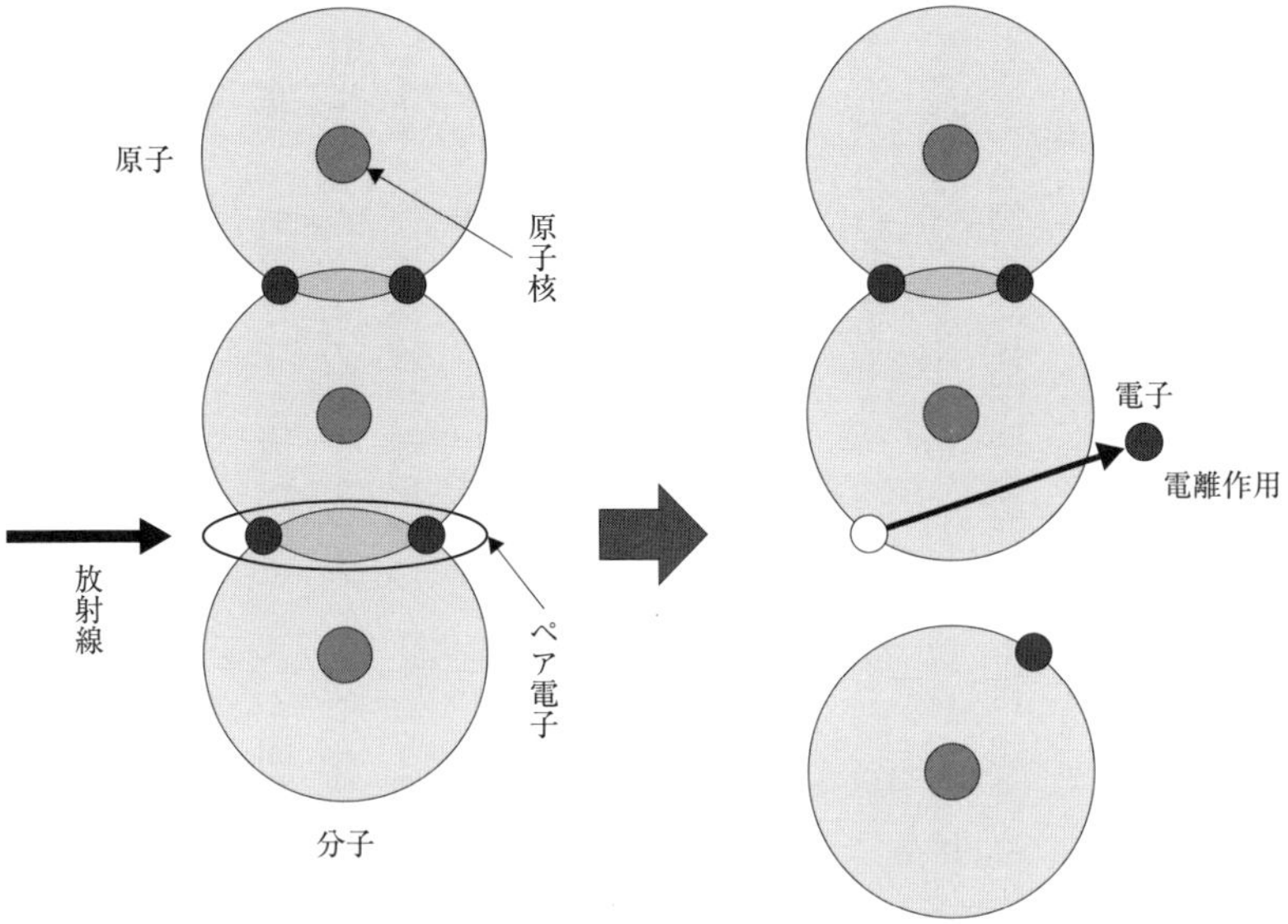

図 1　電離作用と分子切断

す。放射線が飛んできて、電子にあたると、放射線の持つエネルギーによって、電子を軌道から弾《はじ》き出してしまうのです。これを**電離作用**といいます。そうすると電子と電子のペアが壊されてしまうので、結合が解けてしまいます。分子が切断されてしまうのです。

この作用は動物、植物、無生物などにかかわりなく、すべて共通にあらわれます。これが電離放射線の、物質への影響です(**図 1**)。

守田　つまり、電子どうしで結びついている原子を切り離して分子を切断してしまうわけですね。しかし、それが私たちの体にどのような影響を与えるのでしょうか。

矢ヶ﨑　すべての分子が、放射線があたったところで切断されます。人間のすべての分子は何らかの生命活動をつかさどっていますが、それらの分子が切断されると、その生命活動がうまくいかなくなります。

一方、生命体ですので分子が切られると、つなぎ直そうとします。この二つの相対立する作用が、さまざまな健康被害を現象として表面化させます。

とくに注意しなければならないのは、私たちの細胞のなかには、DNAという遺伝子情報が入っていることです。DNAにはとても大切な情報がつまっていて、分子構造がまったく同じでらせん状となった二本の分子が二重のらせん状になっています。ここに放射線が飛んでくると、そこでも分子の切断が起こるわけです。

被曝による二つのタイプでの危険性

守田　そのときに起こる症状は、どのようなものですか。

矢ヶ﨑　ダメージを受けたときの影響は二つのタイプにわかれます。一つは、分子切断そのものでの破壊効果が主にあらわれる場合の危険性です。もう一つは生命体の修復作用のほうが大きい場合で、再結合が正常におこなわれないとき（**異常再結合**）の危険性です。

第一のタイプの危険性は、たくさんの放射線が身体に吸収されて、多量な分子切断が生じると、それぞれの生命機能がうまく働かなくなり、急性症状が出てくることです。これを一般に、高線量による被曝といいます。脱毛、下痢、出血、紫斑《しはん》などが急性症状として知られています。分子切断が多量の場合は、死にいたります。

第二のタイプの危険性は、生命活動がまさって修復作業が進むものの、間違って結合してしまうことです。二重になっているDNAは、そのうちの一本が切られても、もう片方が残っていて、正常につなぎ直すこともできます。

しかし、分子切断が密集して起こっている場合は二重らせんの両方とも切られてしまいます。その場合は切断された切り口が周囲にあることによって、間違ったつなぎ直しをしてしまう可能性が高いのです。遺伝子が組み換えられて、遺伝子情報が誤って書き換えられてしまいます。これを**変成**といいます。

このことはとくに、放射性微粒子（さまざまな放射性原子が集まって形づくられた粒）が体内に入ってしまう内部被曝で増大します。変成された遺伝子を持つ細胞が分裂をくり返したり、変成が数十回くり返されると、がんに至ると考えられます。時間が経過した後で発病しますので、「**晩発性の危険**」といわれます。また、遺伝子が組み換えられ、不安定さが子孫に伝わってしまう危険があります。

守田　つまり分子切断の破壊の危険が表面にあらわれる場合と、生命活動の結果、間違えたつなぎ直しが起こってしまう場合の危険があるのですね。それで二つのタイプの問題が生じる。

矢ヶ﨑　そうです。とくにそれほどたくさんの放射線を浴びるのではない、一般に低線量による被曝と言われる場合、細胞の死滅よりも、放射性微粒子による内部被曝で間違ったつなぎ直しがなされてしまう確率が高い。このDNAを含む染色体が自分で分裂して増えていくことで、常に体を作り直し続けています。細胞分裂が一生続くのですが、このときに、まちがった再結合で生き残ったDNAも、細胞分裂のなかでコピーされていき、徐々にその数を増やしてしまいます。

ここで強調したいのは、内部被曝で体内に入った放射性微粒子はあらゆるところに運ばれていることがわかっていますので、晩発性と呼ばれるものだけでなく、さまざまな体調不良や病気の発生につながっていくと言われていることです。免疫力が低下し、いろいろな病気にかかりやすくなります。

守田　どのような病気が発生するのですか。

矢ヶ﨑　体内に入った放射性物質は、放射線を出し続けながら血液やリンパ液に乗って体中に運ばれます。さまざまながんとともに、一般的なあらゆる病気が出る可能性があります。がんだけに限定して被害を過小評価するのは、誤りです。

チェルノブイリ事故による放射能汚染地帯にあるベラルーシのゴメリ医科大学で、一九九七年に死亡した成人と子どもの臓器のセシウム汚染が調べられましたが、心筋、脳、肝臓、甲状腺、腎臓、脾臓、骨格筋、小腸など、あらゆる臓器にセシウム一三七の蓄積が認められています。しかも心血管系疾患で死亡した患者の心筋には、他の原因での死亡者より多くのセシウムが蓄積しているなど、それぞれの臓器へのセシウムの蓄積量と、その部位での疾患に相関関係が見られています。さらに調査結果は、放射性原子は放射性微粒子のままで体内に存在することを示唆しています（ユーリー・I・バンダジェフスキー著、久保田護訳『放射性セシウムが人体に与える医学的生物学的影響』合同出版、二〇一一年）。

特徴的なものとして、「原爆ぶらぶら病」と言われたものもあります。被爆者に共通してあらわれている倦怠感《けんたいかん》が続いたり、根気が続かなくなってしまう症状です。元気がなくなり、家にこもりがちになります。「ぶらぶら病」という名前は、この病がなかなか理解されず、本人が怠けて「ぶらぶら」しているかのようにとられてつけられたものです。

ただしこうした症状は、二つの危険性の重なりのなかで出てくるものと考えられます。

人体のなかで、生命機能の破壊と異常再結合が双方ともに起こってくる。その割合によって、**急性症状**と**晩発性障害**のどちらが強くなるかが決まりますが、いずれにせよ、実際の多くの被曝は、その両端の間のどこかに位置しているといえます。

放射線による違い

守田　放射線によるＤＮＡ切断のもとでの二つのタイプの危険性はつかめましたが、放射線の種類によって、どのような違いが出てくるのでしょうか。

矢ヶ﨑　分子の切断の具体的な生じ方がまるで違うので、ダメージのあり方もかなり違ってきます。この一番大切なことが今まで認識されずにきたのですが、この点を理解するためには放射線の種類による違いについて見ていく必要があります。

原発事故で、大気中に飛び出してしまった放射性物質には、核燃料の材料になっていたものと、それが核分裂してできたものがあります。これらから出てくる放射線は、アルファ線とベータ線とガンマ線です（**図2**）。

重要なのは三つの放射線の違いです。

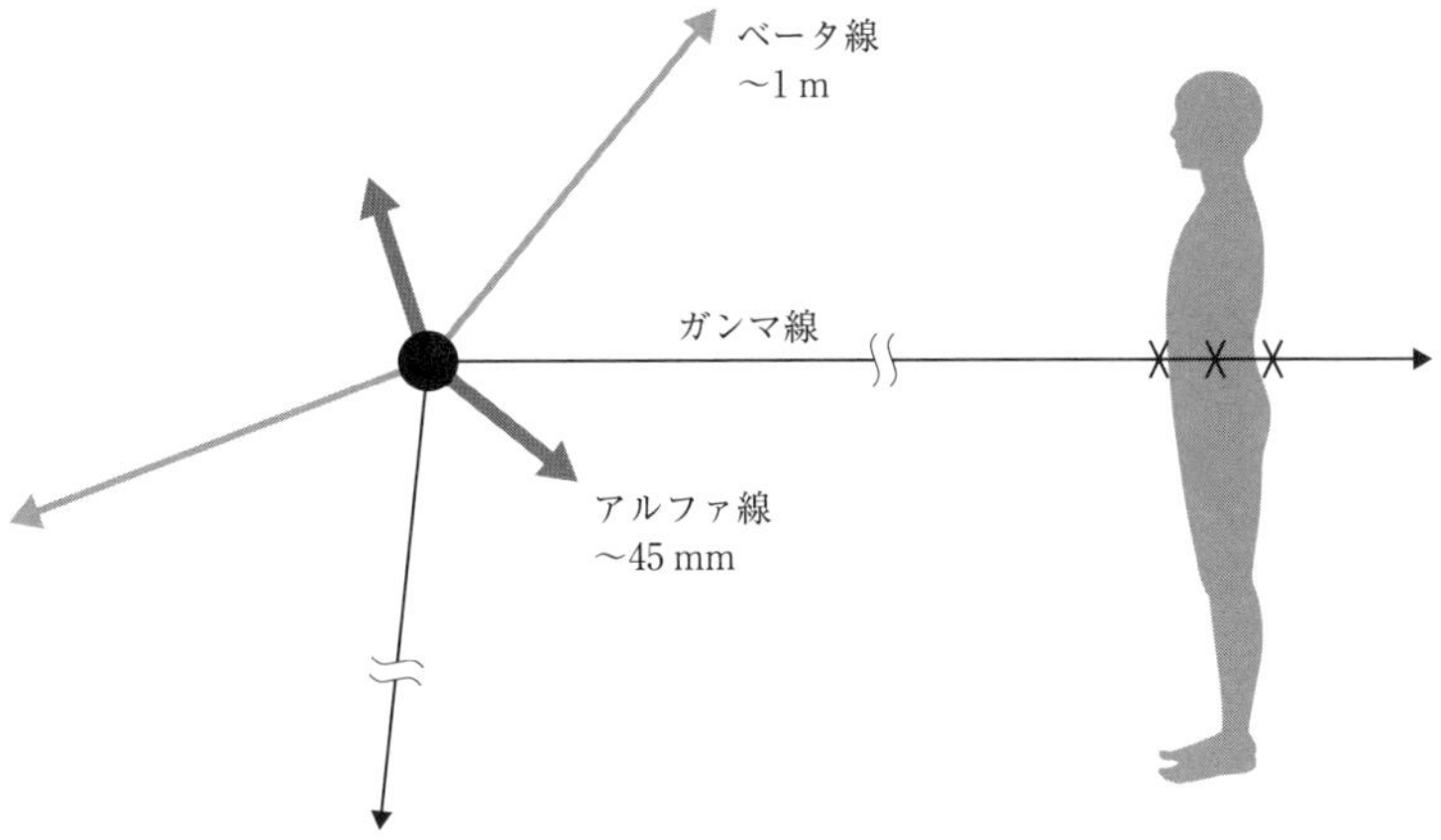

図 2　放射線の特性（外部被曝するのはガンマ線のみ）

一番エネルギーが多く、人体へのダメージも強いのは**アルファ線**です。重い粒子が飛びます。空気中では四五ミリメートル程度、人体などを含む固体や液体のなかでは四〇マイクロメートル程度しか飛びません。

マイクロはミリの一〇〇〇分の一ですから、四〇マイクロメートルは、一〇〇分の四ミリメートルのことです。一本のアルファ線が飛び出してから止まるまでに、およそ一〇万個の分子切断をおこない、エネルギーを全部失って止まるのです。

ベータ線は、高速電子です。空気中で一メートルほど飛び、人体のなかでは一センチほどしか飛びません。一本のベータ線は、ほぼ二万五〇〇〇個の分子切断をおこない、止まります。

ガンマ線は粒子ではなく電磁波ですが、空気中で七〇メートルも飛びます。細胞中でもかなり飛んで、人間の体を突き抜けてしまいます。物質中の原子との相互作用が弱く、距離当たりにおこなう分子切断が非常に少ないので、遠くまで飛ぶのです。

それぞれの放射線が、ものを突き抜けていく力を**透過力**と言います。アルファ線は透過力が弱くて、紙一枚でも止めることができます。ベータ線だとエネルギーによりますが、一センチメートルほどの厚さの金属板一枚で止められる。ガンマ線だとかなり厚い鉛やコンクリートでも、なかなか止められません。

守田　アルファ線、ベータ線、ガンマ線の違いを聞きましたが、透過力のある、ガンマ線が一番強く思えてくるのですが。

矢ヶ﨑　そうですね。確かに透過力と言うと、ものを貫く力のように感じます。ピンで刺すよりも、ナイフでブスッと刺したほうがより強い。ナイフよりも槍《やり》でグサッと刺したほうが、よりものを貫けます。これらは力ずくで穴を開けるということですが、原子の世界で起こっていることは、はじめに持っていたエネルギーをどのように失っていくかという、物体と放射線の相互作用の強さを考えないといけません。

電離作用を思い出してください。放射線が飛んできて、分子をつないでいる電子にあたり、弾き飛ばす。放射線の側も、エネルギーを失います。

このとき飛んでくる側の放射線のうち、持っている電荷量が大きく粒子として一番重いのがアルファ線なのです。そのためアルファ線は、つきあたるすべての原子の電子を弾き飛ばし、分子をどんどん切断します。私は「ギシギシと切断する」と表現するのですが、そのために空気中でも、およそ四五ミリメートルしか進まないのです。その間にある分子にことごとくぶつかり、電子を弾き飛ばし、分子切断をおこなうのですね。それでエネルギーを使い果たしてしまうのです。

これに対して、一番相互作用の弱いガンマ線は、粒ではなく波なのです。電子を振動させながら進むのですが、そう簡単には電子を原子から弾き飛ばすことができない。アルファ線に比べてずいぶん走ってから、距離を置いて電離作用を起こすので、なかなかエネルギーを失わないのです。

守田　お話を聞いていると、そもそも「透過力」という言葉の使い方に問題があるのではないかと思えるのですが。「透過力」が大きいというと、どうしてもエネルギーが大きいように思えてしまいます。

矢ヶ﨑　確かに、そうですね。私も透過力という言葉を使ってしまいましたが、透過性の高さは相互作用の弱さからきています。「透過力」という表現は、原因を正しく表現する言葉ではなく、またこの相互作用の強さと弱さを理解していない命名のように思います。「**透過性**」とでも表現しておけば誤解は少なくなると思います。

この点の理解はとても大切です。外部被曝と内部被曝の危険度の違いの問題も、ここにあるからです。

外部被曝と内部被曝の違い

矢ヶ﨑　外部被曝とは外からの放射線に被曝することですが、これまで見てきたことからわかるように、アルファ線によって外部被曝することはほとんどありません。ベータ線だと一メートル以内なら体にあたりますが、それ以遠なら体に届きません。そのため外部被曝で人間に突き刺さるのは、ほぼガンマ線だけだと言ってさしつかえありません。

内部被曝の場合は、三つの放射線を発する放射性微粒子を、呼吸や飲食で体内に入れてしまうわけですから、体のなかで発射される全部の放射線に被曝することになります。

放射線は放射性原子から全方向に飛ぶのですが、外部被曝だと、このうち体に向かってくるガンマ線だけにあたるのに対し、内部被曝だと出てくるものすべてにあたってしまうことにも違いがあります。この点でも、内部被曝のほうがたくさんの放射線にあたります。

しかもアルファ線の場合、ごく局所に分子切断を集中させます。細胞内では一〇〇分の四ミリメートルといいましたが、その間にギシギシと分子切断をおこなう。

ここでDNAのことを思い出してほしいのですが、局所で密集した切断がおこなわれると、当然二重らせんの同時切断も多くなり、一つのDNA

にあたる放射線量も多くなるので、ＤＮＡが死滅したり、異常再結合に追い込まれる場合が多くなります。

ベータ線も、アルファ線よりはまばらといえても、体内に入った放射性微粒子からは時間当たり多数のベータ線が放射されるものですから、ギシギシと分子切断をおこなうのです。

アルファ線やベータ線では、ホットスポット的な被曝が起こるともいえますが、これに対してガンマ線は、電子を弾き飛ばす確率がずっと低いので、遠くまで通過していきます。相互作用が少ないので、まばらに分子切断をおこなうことになるのです。エネルギーを使いきらないうちに、体の外へと飛び出してしまうのです。

このため放射線一本ごとに放射線の分子切断とＤＮＡの再結合の成功率を比較すれば、アルファ線やベータ線に比べたら、ガンマ線はＤＮＡのつなぎ直しが成功する可能性もずっと高い。**正常再結合**がなされて、ＤＮＡが修復される可能性が高いのです。

そのため内部被曝のほうが、はるかにＤＮＡが変成される確率が高く、人体に大きなダメージを与え、晩発性障害の危険性が大きいのです（**図３**）。

半減期と放射平衡

守田　とくに恐ろしいのは、アルファ線による被曝だということになるのでしょうか。

矢ヶ﨑　一概に、そうとは言えないのです。確かにアルファ線とベータ線の放射線の作用を「放射線一本」どうしで対比すれば、アルファ線のほうが、ダメージが大きい。

しかし、ここで「**半減期**」という問題がかかわってきます。半減期とは、ある放射性原子が放射線を出しながら違う原子になっていくプロセスで、もとの原子の数が半分になるまでの時間を意味する言葉です。

放射線が時間当たりに放出する数、これは**放射能の強さ**といわれていますが、それはいつでも、その瞬間に存在するその放射性原子の数に比例します。放射性原子の種類によって、放射線の放出

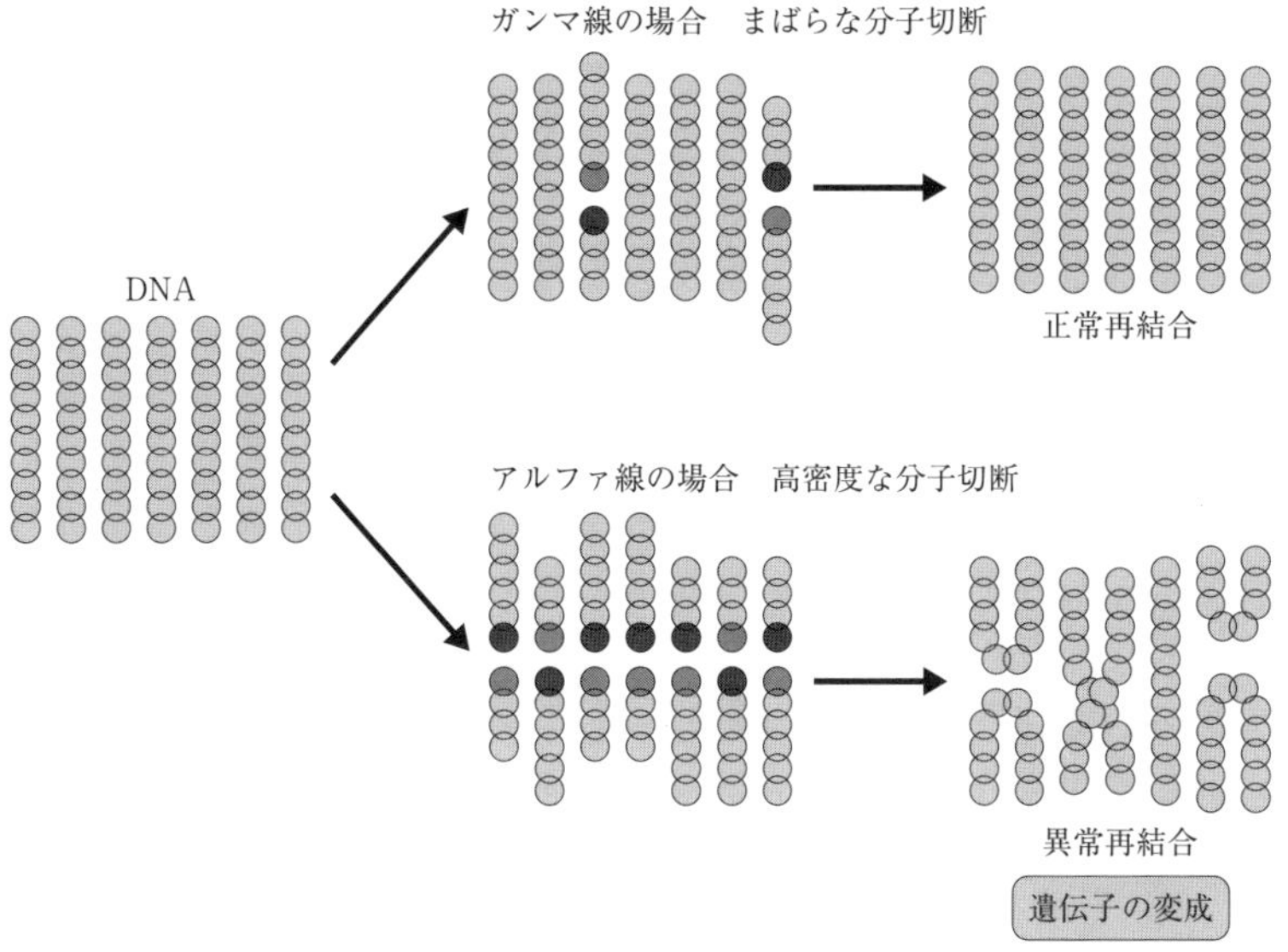

図３　分子切断と再結合

しやすさ（比例係数）が違っているので、半減期が違うのです。

放射性原子がアルファ線やベータ線の放射線を出して違う名前の原子になることを、その原子ではなくなってしまうという意味で、「**崩壊**」といいます。ガンマ線を放出しても原子の種類は変化しませんが、広い意味ではガンマ線を出すことも含めて、崩壊と呼びます。

ひとつの放射性原子が一発の放射線を出すと、原子はそれだけエネルギーが減り、安定に向かうのですが、一発出して完全に安定になるとは限りません。次々と放射線を放出して、安定に向かいます。放射性原子がどのように変わっていくのかをあらわしたものが、**崩壊系列**です。

守田　そうすると半減期が短い物質ほど、たくさんの放射線を出すのでしょうか。

矢ヶ﨑　そうです。

アルファ線を出すものは多くの場合、非常に長い半減期を持ちます。それに比べて一般的に、ベータ線を出すものは半減期がずいぶん短いのです。

被曝の恐ろしさは単位時間当たりの分子の切断量と、その分子切断の空間的な密集度に加えて、それがどれだけの時間継続するかによって変化するものです。

先ほども述べましたが、アルファ線の場合、細胞のなかで一〇〇分の四ミリメートル飛ぶ間に、およそ一〇万回の分子切断をおこないます。ベータ線の場合は、一〇ミリメートルの間に二万五〇〇〇回の分子切断をおこなう。

これを比較すると、ベータ線の分子の切断の間隔は、アルファ線の一〇〇〇倍ということになる。つまりベータ線のほうがアルファ線よりも、ずっとまばらな切断をおこなうわけです。

しかし半減期を考えると、単位時間当たりの放射線の総量が出てきます。

例えばアルファ線を出すプルトニウム二三九の半減期は二万四〇〇〇年。ベータ線を出すヨウ素一三一の半減期は八日です。およそ一〇〇万倍の違いがあります。このため、同じ原子の数が集まった微粒子どうしで比べれば、ヨウ素一三一からのベータ線は、プルトニウム二三九からのアルファ線が一本放出される間に、一〇〇万本放出されることになります。

一本当たりの分子切断の密度が一〇〇〇分の一でも、量がたくさん出てくるから実際にはヨウ素一三一からのベータ線のほうが、プルトニウム二三九からのアルファ線より分子切断の密度が多くなります。

しかし身体のなかにヨウ素やプルトニウムがどれだけとどまるかを考えると、それぞれが体から排出される時間――これを**生物学的半減期**と呼びます――が、異なっています。これはその放射性原子が、体のどこかとどれだけ親和性が強いか弱いかによって異なるのですが、長くとどまるほうが危険性が大きいと言われます。

この点でも内部被曝では、放射性原子の種類によってそれぞれに個性が違い、被曝の具体性が変わってきます。

守田　なるほど。一概にどちらのほうが危険とは言えないのですね。また被曝を考えるときは、放射性物質の半減期も考えないといけないということですが、この半減期とは放射線を出す能力が半分になる期間であると考えてもよいのでしょうか。

矢ヶ﨑　一個一個の放射性原子だけの性質を考えると、確かにそのとおりですが、現実の具体的なプロセスを考えると、その表現はすべての場合に適用できるものではありません。場合によっては、放射線量が増えることもあるのです。

ここも大事なことなのですが、放射性原子は、放射線を出して違う物質になりますが、大概の場合、そこでできた物質も、さらに放射線を出します。放射線がベータ線とするならば、ベータ線を出すごとに、原子番号が一つ進み、安定した原子が得られるまで放射線を出してはエネルギーを放出するのです。

例えばセシウムならば、ベータ線を出して不安定なバリウムになります。このバリウムはガンマ線を出して安定化します。

セシウム一三七を例にとると、セシウム一三七の半減期は約三〇年、それに比べて、生まれるバリウム一三七は半減期が約二・六分とたいへん短いので、セシウムからのベータ線と、生まれたバリウムからのガンマ線が同時に放射されることになるのです。

これを**放射平衡**といいますが、このため放射線の総量が単純に減少していくとは言えないのです。

守田　そうすると「透過力」と同じように、「半減期」という言葉も誤解を生みやすいと言えますね。「崩壊」という言葉も、通常の感覚の崩壊とはずいぶん違うように思います。

矢ヶ﨑　確かにそうですね。私たち物理学者が〝あたりまえ〟として使っている言葉でも、一般の方にはわかりにくい言葉かもしれません。しかしこのことを知っているはずの科学者がきちんと説明していないために、誤解が生まれている側面もあります。

放射線は単純に減っていくのではなく、一時期は放射平衡によって、むしろ多くなってから減りだしていくこともあるのです。

内部被曝の場合、こうして放射されたものがすべて体内に突き刺さってくるのですから深刻なのです。

人間の身体が事故時に強くなる?

守田　このようにお話を聞いてくると、日本政府が市民の年間被曝限度値(第5章のコラム4参照)をとても大きな値に設定したり、そのなかに「内部被曝線量限度値」を盛り込んだりしていますが、実際には内部被曝は「微量」でも大きな危険をもたらすわけですから、非常に問題を感じます。

矢ヶ﨑　日本政府は、内部被曝を外部被曝と同じように扱い、被害は外部被曝の数パーセントと見積もっています。それで食料の限度値として、暫定的には年間五ミリシーベルトまで許容してよいと言い出し、そこから割り出した値として、米や野菜などを、セシウムは一キログラム五〇〇ベクレルまでよいとする「基準」を出しました(二〇一一年三月一七日)。

その後、いくぶん下げた値も出てきていますが、いずれにせよそこには、実質的被曝線量の評価方法に大きな誤りがあることは、はっきりしています。

内部被曝は外部被曝よりずっと大きなダメージが与えられるのですから、外部被曝で考える五ミリシーベルトより、はるかに大きな危険性があります。

守田　内部被曝の恐ろしさがずいぶんと見えてきました。

まとめてみると、次のようになります。

①内部被曝では、外部被曝ではほとんど起こらないアルファ線やベータ線の被曝が生じること。

②ガンマ線と比較すると、局所的な被曝であるために分子切断の範囲が狭く、放射線到達範囲内の被曝線量が非常に大きくなること。

③高密度な被曝になるために、DNAの二重切断を多く引き起こし、DNAの死滅や、異常再結合がたくさん生じてしまうこと。

④放射性物質が体内にある限り、継続して被曝すること。

高線量を外からいっぺんに浴びることをのぞけば、内部被曝のほうがより重大な危険があることがわかりました。

矢ヶ﨑　さらに付け加えておきたいのは、原子は非常に小さいものですから、ほんの目に見えないようなほこりのなかに、たいへんな数があるということです。

空中を浮遊する放射性物質の塊《かたまり》は、一番大きなものでも直径が一〇〇〇分の一ミリメートルです。ここにだいたい、一兆個ほどの原子が含まれています。そのためにこれを飲み込むと、体内に、一兆個ほどの原子が集中して一点に入ってきて、このなかから放射線が出るわけですから深刻です。そうした点からも、内部被曝は徹底して避けなければならないのです。

守田　放射線の害は、このほかにもまだあるのでしょうか。

矢ヶ﨑　直接、遺伝子を放射線が切断すること以外のものとして、「**間接効果**」や「**バイスタンダー効果**」、「**ペトカウ効果**」が指摘されています。

コラム3　シーベルトとベクレル

シーベルト

放射線による人体への影響度合いをあらわす単位。放射線が与えた一キログラム当たりのエネルギーを、ジュール単位であらわしたもの。

放射線は電離をおこない、分子を切断する。分子を切断するには一定のエネルギーが必要なので、切断された個数は放射線が身体に与えた全エネルギーで計ることができる。

シーベルトは一キログラム当たり何個の分子切断がなされたのかを反映している。

ベクレル

放射性物質が放射線を出す能力をあらわす単位。一秒間に出る放射線の本数。

間接効果は、細胞のなかの水分子に放射線があたって、水分子が電離されると化学的な反応力が非常に大きくなるものですから、それが遺伝子などを化学的に切断する。すなわち、間接的に遺伝子やその他の細胞の分子切断が起こることです。

またバイスタンダー効果とは、ある細胞にアルファ線による遺伝子の分子切断が起こると、周りの放射線があたっていない細胞内の遺伝子も変成されてしまうことです。遺伝子が切断されるということが、単純に考えられる直接的な方法だけでなく、それに加えて間接的な方法により、はるかに高密度で生じるのです。

ペトカウ効果は以下のようなメカニズムです。体内にはたくさんの酸素分子がありますが、放射線が酸素分子の切断をおこない、化学的作用の非常に激しい活性酸素が生じることが知られています。放射線量が多い時は活性酸素どうしで結合してしまい、細胞膜が傷つけられることはほとんどありません。ところが、極端に放射線量を少なくしていくと、生じた活性酸素が活性酸素どうしで反応する機会がなくなるので、細胞膜を破壊するようになります。この極低線量で細胞膜が破壊されるようになるというのがペトカウ効果です。高線量では細胞膜が破壊されなかったのに、ごく低線量で細胞膜がきわめて高い確率で破壊されるという、低線量での被曝リスクの高いことを裏づける効果です。

守田　それらを考えると、内部被曝はもっと詳しく実態を解明していく必要がありそうですね。

矢ヶ﨑　ぜひ分子生物学と医学的な解明を重ねていってほしいと思っています。遺伝子の切断でどのようなことが起こるかのメカニズムを物理的に明らかにしてきましたが、例えば心臓をつかさどる神経や筋肉が被曝して切断されたらどのようなことが起こるのかなどです。分子生物学や医学領域での研究の発展を望みたいと思います。

第3章　誰が放射線のリスクを決めてきたのか

守田　これまで内部被曝の恐ろしさについてお話をうかがってきました。一通り説明していただいたうえで思うことは、放射線が人体に影響する仕組みそのもの、内部被曝のメカニズムそのものは、それほどむずかしいものではないということです。そこで素朴に疑問に思うのは、なぜこのような内部被曝の恐ろしさが、社会的にきちんと理解されていないのかということです。

放射線によるリスクを単純化・平均化

矢ヶ﨑　被曝の解明に重要なことは放射線が生命体に作用するプロセスや、体内に入った放射性物質と被曝の状態を具体的に明らかにすることです。物理的な視点でこれを考察しているのは現在では私だけです。なぜこうしたことがなされてこなかったのか。そう考えるとき、指摘したいことは、いまある放射線科学そのものが大きく歪んでいるということです。そしてその歪みのもとにあるのが、放射線のリスク評価の「国際的権威」とされている国際放射線防護委員会（ICRP）です。

守田　それはどのような組織で、どのような主張をしているのですか。

矢ヶ﨑　第二次世界大戦前に、アメリカでできた放射線被曝労働の管理をおこなう組織が国際化し、「国際X線およびラジウム防護委員会」となったのが源流です。大戦中に放射線管理が軍に一元化されるなかで、活動を停止しました。戦後に復活させられたのですが、戦争中に原爆を製造・投下したアメリカがリードし、核軍拡・原子力発電推進派の主張する「放射線のリスク受け入れ」を理論化するようになりました。何度か主張の改変が重ねられ、コスト―ベネフィット論（功利主義と受忍強制）に到達しています。

原子力開発により利益を得るのは政府や原子力

産業であるにもかかわらず、放射線被曝の被害者は労働者や一般の市民であることが根本的な矛盾です。困ったことに、ほとんど世界のすべての医療機関、教育機関、原子力機関などが、このＩＣＲＰの考え方を受け入れているのです。

守田　放射線学の教科書になっているわけですね。そこには主に、どのような問題があるのでしょうか。

矢ヶ﨑　内部被曝が見えなくされていることと、放射線の生命に対する被害が非常に軽く扱われていることに問題があります。そしてそれは、ＩＣＲＰの二つの致命的な欠陥なのです。

その一つは放射線被曝の具体性が切り捨てられ、単純化と平均化がおこなわれていることです。この点は、内部被曝の危険性を隠してしまうことにつながっています。

内部被曝には、アルファ線やベータ線による被曝と、ガンマ線による被曝の違いがありました。密集して分子切断をおこなう被曝と、まばらに分子切断をおこなう被曝の違いです。放射線量としては同じでも、分子切断がまばらにおこなわれるとＤＮＡや細胞はなんとか修復できる可能性がありますが、局所に密集して分子切断がおこなわれると死滅してしまったり、異常再結合を生み出してしまいます。ところがＩＣＲＰは、こうした具体性を見ないで、すべての被曝を、エネルギーだけで計る「量の大きさ」に単純化してしまうのです。放射線には分子切断作用があるのに、その具体性を無視してエネルギーだけで計り、これを「被曝を評価するものさし」にしています。そのことで、内部被曝と外部被曝の具体的な差異を見えなくしてしまうのです。

さらに異常再結合してしまった染色体は、その後に細胞分裂をくりかえすことでどんどん増えていきます。このとき内部被曝では、取り込んだ放射性原子からの継続的な被曝がおこなわれることで、異常再結合がさらに生まれていくわけですが、ＩＣＲＰは、このメカニズムもとりあげていないため、時間をかけて進行していく身体へのダメージの蓄積も切り捨ててしまっています。

問題を放射線の持つエネルギーだけに抽象化しているので、それがどれだけの回数の電離(分子切断)をおこなうかということすら、具体的に考察しないのです。どのような作用を人体に及ぼし、どのように推移していくかが、電離(分子切断)の具体的な分布のようすを捨て去り、平均化・単純化されているのです。これが私の指摘する**「具体性の捨象《しゃしょう》と単純化・平均化」**という誤りです。

守田　ＩＣＲＰは、内部被曝についてはどのような評価をしているのですか。

矢ヶ﨑　私から言えば、しているとは言いがたいのですが、いちおう、この組織なりの内部被曝への評価はおこなわれています。

例えばアルファ線とガンマ線を比較した場合、アルファ線のほうが人体組織への打撃が、はるかに大きいことまでは否定できないため、生物に与える被害の大きさを放射線の種類ごとに**「線質係数」**として定めていて、アルファ線はガンマ線の二〇倍の影響力を持っていると規定しています。ただし、ベータ線がガンマ線より影響力が強いことは配慮されていない。アルファ線が二〇に対して、ベータ線とガンマ線を一としています。

一本だけで比較する限り、ベータ線をガンマ線と同じ危険度とするのは、実態と合致しています。しかし、放射性原子が集合している放射性微粒子による内部被曝でのベータ線の危険度は非常に大きなものなのに、ＩＣＲＰは極度にベータ線による被曝を過小評価しています。

これが東電福島原発事故の被害評価では、〝犠牲者隠し〟と直結しています。

というのはこの考え方では、危険度を、放射線がどこにどのようにあたったのか具体的に表現するのではなくて、あたったエネルギー総量がどれだけであったのかに、すべてを還元してしまいます。このことで実際とは異なる「危険度の表現」がされているのです。外部被曝だけを問題にするときはこのやり方でも、いまだ妥当性は残されていても、何億何兆という放射性原子をふくむ放射性微粒子が体内でベータ線を発射する際の、分子切断の密集度はアルファ線並み、あるいはそれ以上になるのに、まったく考慮されていません。

なお被曝のあり方が、臓器ごとに違うことにも触れてはいます。臓器それぞれの放射線への感受性が違うために、身体全部に一様に放射線があたったとして、それぞれどれぐらいの相対的な危険度があるかという目安を出しています。**組織加重係数**というのがそれです。しかし、その臓器のどこにどう放射線が作用するのかは考慮せず、身体全体に平均的にあたった場合のみを想定しているのです。

ICRPの「一九九〇年勧告」の第2章には「吸収線量はある一点で規定することができる言い方で定義されているが、しかし、この報告書では特に断らない限り、ひとつの組織・臓器内の平均線量を意味する」と書かれています。細胞レベルで起こっている被曝の具体性が、臓器レベルで平均化されることで見えなくされているのです。

アルファ線の被曝のようすと、それをICRPではどのように扱うかを**図4**に示していますので説明します。

アルファ線は身体のなかでは一ミリの一〇〇分の四の、四〇マイクロメートルしか飛ばず、集中的な分子切断がもたらされることは先ほど説明しました。ところがICRPでは、それを外部被曝のように臓器に平均的に分散していることにしてしまい、局所でおこなわれる高密度な分子切断の現実を無視してしまうのです。また半径一〇〇分の四ミリの世界のことが、直径数センチから十数センチの臓器全体で起こっていることにされ、アルファ線もガンマ線のようにまばらに分子切断をすることにされてしまっています。

内部被曝は外部被曝の数百倍、危険

守田　こうしたICRPを批判して、ヨーロッパ放射線リスク委員会(ECRR)という組織が、内部被曝を外部被曝の平均で六〇〇倍の危険としルで考えるべきだと指摘していると聞きました。

矢ヶ﨑　身体にどれだけの放射線があたったのかを示すシーベルトという概念は、前にも述べたように、もともとガンマ線による外部被曝をモデ

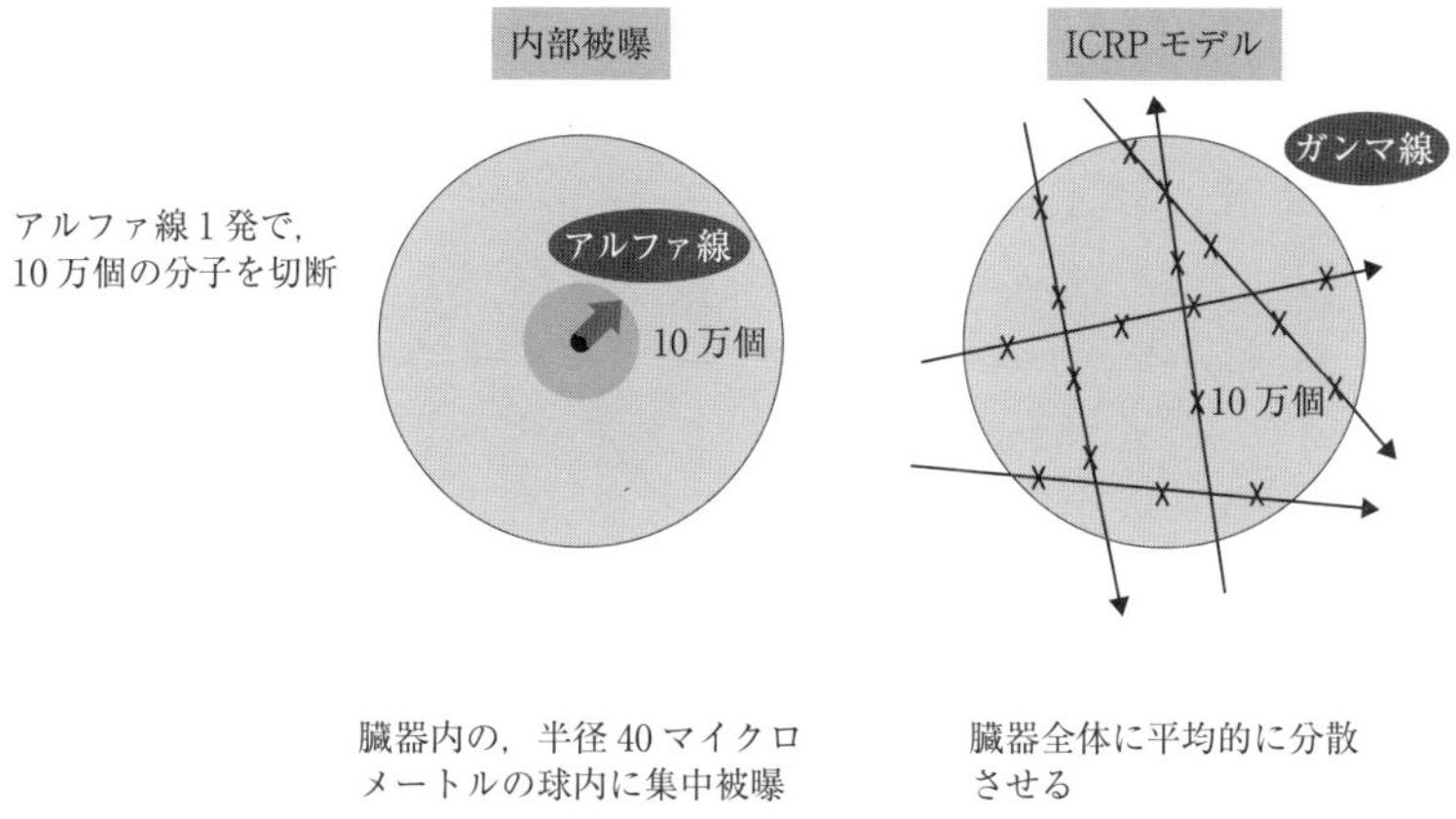

図 4　ICRP モデル，被曝の平均化と単純化による過小評価

ルにして考えられたものです。

　分子切断が密集していようといまいと、分子切断の個数自体は放射線により加えられたエネルギーに比例します。その意味で、被害の大きさと直結する分子切断の個数をエネルギーで計るのは、ガンマ線によるまんべんなく分散した分子切断を評価する場合に、その限りでは合理的ですが、内部被曝に特有の分子切断の密集性や、外部被曝ではありえない継続性などを評価することはできません。ＤＮＡについてみたように、密集した被曝のほうが二重切断がたくさんおこり、正常再結合がむずかしくなることなどが無視されてしまうからです。

　そのことを踏まえたうえでですが、ＥＣＲＲが、「外部被曝と内部被曝を比較するならば、数百倍の危険性を見積もるべきだ」と述べていることは、私は正しいと思います。

　内部被曝の場合に、ベータ線が放射されたときの被曝範囲を考察してみます。ベータ線は体内では一センチメートルしか飛びませんから、被曝の範囲も半径一センチメートルの球内に限られ、その範囲で高密度の分子切断がもたらされます。

これに対して、臓器を半径一〇センチメートルの球だと仮定し、このなかにある放射性物質はベータ線を出す原子からなる放射性微粒子一個(原子数は数億程度)であると仮定します。

まずICRP流では、放射性微粒子の出すベータ線(例えば一時間当たり)のエネルギーを半径一〇センチメートル球の臓器全体の質量で割ります。それに対して、私は、このエネルギーを半径一センチメートル球の質量で割るべきだと考えます。

球の質量は半径の三乗に比例しますので、実質的に被曝した部分の線量(半径一センチメートル当たり)と臓器当たり(半径一〇センチメートル当たり)の線量の計算値は、一〇の三乗で一〇〇〇倍も違うことになります。

現実の内部被曝では、高密度の被曝領域は体内に入った放射性微粒子の数だけあります。この被曝状況を臓器当たりの吸収エネルギーでみると、「低線量」などと表現できる「微少被曝」でも、実際の内部被曝では、ICRP流より一〇〇〇倍高線量の、半径一センチメートル球が多数個存在することになります。これをICRP的な均等な「低線量被曝」といっしょにすることはできません。そもそもICRPにおいては「低線量」とは何を基準にして言うかということさえ、きちっとした科学的な根拠がないのです。

ガンマ線の外部被曝は均等でまばらに分子切断をおこない、アルファ線やベータ線の内部被曝は密集して分子切断をおこなうのですから、細胞に与えるダメージのあり方がまるで変わってきます。そのため同じようにあらわすことは困難なのですが、この点でECRRは、内部被曝線量は平均で外部被曝モデルの六〇〇倍と考えるべきだと主張しているわけです。

チェルノブイリ後の被害の現実と、被曝したとされる線量の比較から検討して出されてきた数字のようですが、それがどこまで正確かはともあれ、少なくともこの考えは、私も妥当だと思います。

「高線量」「低線量」という概念のあいまいさ

守田　つまり「高線量」「低線量」という言い方も、実はガンマ線による外部被曝モデルでのみ言えることだということですね。内部被曝では放射線が局所に密集してあたるわけで、体内に入った放射性物質が「微小な微粒子」であっても、その周囲にはそれこそ「高線量」領域が構成されるといえる。その意味で、内部被曝を考えるときには、「高線量」「低線量」という従来の言い方は的確ではないことが見えてきました。

矢ケ﨑　次に、アルファ線だけの場合についてこれと同じことを試算してみます。アルファ線は四〇マイクロメートルだけ走ります。ここで直径六センチメートルの臓器を仮定して質量比を求めると、実質的に被曝した線量と臓器当たりとして出した線量の比は、約三三七万倍になります。このように放射線の到達する距離に限定された密集した被曝の実質の線量は、たいへん大きいものです。

実際の放射性微粒子からは、さまざまな放射線が放出されるので、それぞれの放射線の頻度が考慮されなければなりません。そのような意味で、ECRRの唱える平均で六〇〇倍という係数は、充分根拠がありうる数値なのです。

守田　ということはECRRのこの数値は、主にベータ線被曝を想定したものだということですね。

それにしてもこのことをお聞きして思い出すのは、第1章でも触れた市民団体の健康調査のことです。三月以降の子どもの健康状態に変化があり、いままで経験したことのない症状が出ているわけですが、これを医師に見せると多くの場合、「放射線が原因だとすると、これらの症状は大きな線量を浴びないと出てこない」、「急性症状、晩発性症状の両方を考慮しても、こんな時期にそんな症状が出てくるはずがない」と言われてしまうそうです。被曝を危惧する人たちのなかには、「神経質すぎる」、「こんな程度の放射線の強さはまったく安全だから、騒ぎ立てるのはよしなさい」と言われて戸惑ってしまったと訴える方もいるのですが、矢ヶ﨑さんのお話から、内部被曝の実効線量、つまり実際に被曝する部分の放射線量は、ずいぶん少ない放射性微粒子を取り込んだ場合でも、非常に大きくなることがわかりました。そうなると、お医者さんたちがいうこととは違った診断が出てきそうですね。

矢ヶ﨑　はい。すでにお話ししましたが、内部被曝では放射性物質が多くは微粒子のまま、体のいたるところに運ばれ、放射線を出し続けます。それにアルファ線、ベータ線は分子切断する被曝領域自体は非常に小さいものです。

体内にとりこまれた放射性微粒子が鼻の粘膜にくっついてしまえば、鼻の粘膜が集中して被曝します。この場合、外的に見て傷はないのに多量の出血をもたらす。目では認められにくい小さな傷がいっぱい作られているのです。同様に下痢や血便なども、ベータ線などの局所的に集中した被曝を想定すると、放射線を原因と考えうる根拠が明らかに存在します。

もし外部被曝だけで同じ症状を出させるには、そうとう大量のガンマ線照射をしなければなりません。なぜならば、外部からまばらにしか分子切断をしないガンマ線の照射では、鼻の粘膜や小腸の壁に分子切断をする確率が非常に少ないので、多量のガンマ線を照射することが必要になります。これに対して内部被曝では、局所的に実効線量が高くなる被曝がおこなわれるのです。

医師の方には、内部被曝による影響のいろいろなあらわれ方を、頭ごなしに否定することを、命を守る医師の使命にかけて、ぜひおこなわないでいただきたいのです。

守田　被曝の実態が「平均化」されることで、「低線量では、そのようなことは起こらない」と、実態が隠されてきたことが、よくわかりました。

ところで平均化ということでは、実は「人」もまたその対象にされているのではないでしょうか。日本の法的被曝限度値は、年間一ミリシーベルトとなっています。この値では一〇万人のうち五人が晩発性のがんで亡くなるとされています（財団法人　高度情報科学技術研究機構ホームページ）。

常々思うのですが、この場合の「人」もまた平均化されてしまっていると思うのです。

現実には人には性別、年齢差とともに、個性があります。女性や子ども、お年寄りのほうが放射線の影響を受けやすいと聞きますし、個人によってもも大きなばらつきがあると思います。例えばお酒への強さを考えてみても、日本酒を一升飲んでもそれほど酔わない酒豪の人がいれば、粕漬けを食べただけでも酔ってしまう人がいます。同じように、放射線に対しても、極端に弱い人もいるのです。何らかの病を抱えていたり、免疫力が衰えていたりする場合も、放射線の影響を受けやすいでしょうし、また、幼いほど、成長による細胞分裂が激しく、新陳代謝も激しいので、それに応じて放射線の危険性も増大します。

そうした「人」の具体性もすべて切り捨てて、平均化しているのではないでしょうか。こうした平均化の発想では、お母さんのお腹のなかにいる赤ちゃんのこと、その月齢の違いなど、まったく考慮されていないのだと思います。

矢ヶ﨑　科学論的には、「具体性の捨象と単純化・平均化」という科学的な分析手法は、その手法を適用する基盤に具体的な探究がおこなわれており、個々の現象が多面的に研究されているときは、物事の関連や本質的法則を獲得しようとするうえで、実に有効な解析方法です。

しかし、ＩＣＲＰではその基盤にあたる被曝の具体性があらわれる内部被曝の研究を意図的に排除しており、その意味で、本質論的な研究をおこなっていません。危害のあらわれ方の表現も「確定的」および「確率的」影響と、現象面を論じることにとどまり、本質的な解明がありません。

そもそもこうした単純化や平均化が研究のプロセスそのものに適用されることは、科学の本質を奪うものです。

科学することは、物を具体的に見ることです。真理は常に、具体的なのです。ですから対象を具体的に個々に見ることなしには、被曝を研究することは決してできません。にもかかわらず、具体性をいっさい捨て去り、単純化や平均化をしているＩＣＲＰの「被曝の尺度」がスタンダード化されることにより、被曝を研究すべき科学者が科学をすることとそのものから遠ざけられてしまっているのです。ＩＣＲＰ的な統計では、内部被曝を排除しています。胎児や子どもの特別に高い感受性や、免疫力が低下している影響など、あらゆる健康被害に対する研究姿勢が欠けています。ですから、人から個性をうばうように取り扱われていると感じるのだと思います。

「経済的・社会的要因」から出発する誤り

守田　ＩＣＲＰのもう一つの大きな欠陥とは、何でしょうか。

矢ヶ﨑　一ミリシーベルトが限度値だという考え方にあらわれた功利主義の発想です。そもそも一ミリシーベルトの被曝というのは、一秒に一万本の放射線が身体に吸収されることが一年間持続し、人間のすべての細胞に一〇〇個ずつの分子切断をもたらすほどの被曝で、非常に大きい値です。とても安全とは言えないのです。それに、そもそも放射線には安全な領域は存在しません。

にもかかわらず、まったく安全とは言えないこの値を、「限度値」としているところに、この機関がよってたつ発想がよくあらわれています。この点も先ほど紹介したＩＣＲＰの「一九九〇年勧告」に明確に書かれています。「経済的・社会的要因を考慮して合理的に達成できる限り、放射能を防護する」というのが、それです。

この場合の「経済的・社会的要因」の考慮とは、要するに核戦略や原子力産業などの都合のことに他なりません。放射線が人間にとって安全なのかどうかから出発するのではなく、核戦略と原子力産業を妨げないレベルに、防護ラインが設定されているのです。放射線の危険性をきちんと評価した科学のうえに成り立っていないのです。被曝の具体性を切り捨て、単純化・平均化してしまうのも、こうした核戦略と原子力産業最優先の姿勢に根を持っていると言えます。

具体的に福島原発事故での政府による対応の経緯を見てみましょう。ＩＣＲＰによる「二〇〇七年勧告」では、一年間の被曝限度となる放射線量を平常時は一ミリシーベルト以下、緊急時には二〇～一〇〇ミリシーベルト、緊急事故後の復旧時は一～二〇ミリシーベルトと定めています。

この勧告にもとづき、福島第一原子力発電所の事故に際し、ＩＣＲＰは日本政府に対して被曝放射線量の限度値を通常の二〇～一〇〇倍に引き上げることを提案しました。ただし、事故後も住民が住み続ける場合は一～二〇ミリシーベルトを限度とし、長期的には一ミリシーベルト以下をめざすべきだとしている。これを受けて内閣府の原子力安全委員会は、累積被曝量が二〇ミリシーベルトを超えた地域において防護措置をとるという方針を政府に提言したのです。

この経緯に見るように、ＩＣＲＰの緊急時、復旧時うんぬんの設定目標は、人間の命を守るためのものではありません。人の放射線に対する抵抗力は、事故が起こったから二〇倍にも一〇〇倍にもなるはずがありません。

被曝限度値を上げることは、市民を打ち捨てて被曝とその被害を受けっぱなしにすることですが、反面、政府や電力会社は責任をとらなければならない負荷が激減します。政府と電力会社の経済的・法的責任をどれだけ軽くするかという目安を、ＩＣＲＰが提供しているのです。

これは市民の命を犠牲にして、事故を起こした責任自体を市民に押しつけるという、「棄民《きみん》」政策としか言いようのない犯罪行為です。

守田　冷たい発想ですね。人の犠牲を前提にしている。

矢ヶ﨑　まさに冷たいですね。医療などで利益のためにある程度のリスクは我慢しようというのは一般的な考えかもしれませんが、しかしそれが、本人が了承もしないのに、強制的にリスクを受けるとなると、話は別です。

このように「経済的・社会的要因」を持ち込むことは、科学が完全に歪められてしまって政治に従属することを意味するものです。放射線が人間にとって安全なのか否かが、「経済的・社会的要因」によって決まるわけはありません。生物としての人間と、放射線の関係だけで決まるのです。しかも実はこの面では、ＩＣＲＰですら、どんなに微量な放射線でも、必ず人体に害があることを認めています。そしてそうであるがゆえに、いままで述べてきたような発想を持ち込んでいます。しかもこのために被害を受けたり、亡くなった方たちは、病名が判明しても、けっして、その原因が解明されることはありませんでした。国家的に補償されることがない被害者だったのです。

守田　確かに、これはもはや科学ではありませんね。科学ではなく政治の領域になるのでしょうが、政治思想としても人権を無視した許されない発想だと思います。社会のために傷つけられたり、殺されていい人などいていいはずがありません。

矢ヶ﨑　このように、ＩＣＲＰの考えには、科学ではなく政治が非常に強く紛れ込んでいるのです。それが世界の科学機関、科学者に大きくのしかかってきています。

守田　日本政府もまた、ＩＣＲＰに従っているのですね。

矢ヶ﨑　日本もこの委員会に参加しています。このＩＣＲＰの考え方を鋭く批判している科学者集団が、先ほども述べた、ヨーロッパ放射線リスク委員会(ＥＣＲＲ)です。この委員会は、一九四五年から一九八九年までに世界で放射線により命を失った人の数を六五〇〇万人と推計しています。しかしＩＣＲＰの基準で試算すると一一七万人になるのです。何が違うのでしょうか。内部被曝を勘定に入れるか入れないか、なのです。

このＥＣＲＲの研究の仕方を「粗《あら》い」と批判する方もいます。しかしＩＣＲＰのほうは粗いどころか科学を捨てて、政治によって歪んでいるのです。これに対して私は、平和を大切にし、核戦略に与《くみ》したくないと思うすべての市民、すべての放射線専門家、あるいは医師などのみなさんに、ＩＣＲＰの本質を見抜き、そこから脱却することを訴えます。このからくりを見抜かずして、いまの、福島をはじめとする日本の現状を知り、考えることはできないのではないかと思います。

第4章　なぜ内部被曝は小さく見積もられてきたのか

守田　国際放射線防護委員会（ＩＣＲＰ）についてうかがうなかで、放射線の危険性がいかに小さく見積もられてきたのかが見えてきましたが、なぜこうしたことが構造化されたのか、歴史を遡《さかのぼ》ってみていく必要があるのではないでしょうか。

核戦略の一環として

矢ヶ崎　非常に重要な点です。私は何度も語ってきたのですが、放射線の問題をつきつめていくと、必ず突き当たるのが原爆の問題なのです。なぜかと言えば、ＩＣＲＰの放射線の評価のもとになっているデータは、広島・長崎で集められたものとされているからです。

　このデータに大きな問題があります。このデータ集めが、アメリカの核戦略のもとでおこなわれてきたからです。

守田　ということは、内部被曝を小さく見積もることも、核戦略のなかでなされてきたということでしょうか。

矢ヶ崎　そのとおりです。核戦略という場合、核兵器を製造し、実験し、配備することなどが考えられます。いわば、これは見えやすい核戦略です。

　もう一つ重要なのは、核兵器の巨大な破壊力を誇示する半面、核兵器の残虐な殺戮性《さつりくせい》を隠すこと、とりわけ、放射線の非人道的な長期にわたる被害を隠すことです。とくに、内部被曝の脅威をないものにしてしまうことに大きな力が割《さ》かれてきました。ＩＣＲＰが内部被曝を、無視した体系を作り上げてきたのも、核戦略の重要な一環です。それがいまの福島原発事故への政府の対応、すでに飛び出してしまった膨大な放射性物質への対処をも大きく規定しています。

守田　核兵器の非人道性を隠すことは、どのように進められたのでしょうか。

矢ヶ﨑　広島と長崎の惨劇を小さく見せること、隠してしまうことが初期の中心課題でした。次いで、内部被曝を見えなくしたICRP基準を作り、これにより放射線の犠牲者を隠すことに力がそそがれました。

原爆投下後、日本は連合軍に降伏しましたが、降伏文書調印後にいくつかの国の特派員が早速、被爆地に潜入し、その惨状をルポしました。『ロンドン・デイリー・エクスプレス』紙は、一九四五年九月五日付で「広島では、最初の原子爆弾が都市を破壊し世界を驚かせた三〇日後も、人々は……『原爆病』としか言いようのない未知の理由によって、いまだに不可解かつ悲惨にも亡くなり続けている」と書き、同じ日の『ニューヨーク・タイムズ』紙は、「倒壊し瓦礫と化した広島……では、原子爆弾は、いまだに日に一〇〇人の割合で殺している」と放射線被曝で人々が亡くなっていくありさまを世界に告発しました(高橋博子『新訂増補版　封印されたヒロシマ・ナガサキ』凱風社、二〇一二年)。

これに対して、アメリカ政府はただちに対応を開始。九月六日に原爆を製造したマンハッタン計画の副責任者、ファーレル准将を東京入りさせて記者会見をひらき、「死ぬべき人は死んでしまい、九月上旬に於《お》いて、原爆放射能で苦しんでいる者は皆無だ」と、先に発信された記事を全面否定しました。さらに九月一九日には、米軍を中心とする対日占領軍が、いっさいの原爆被害の資料を軍管理下に置き、原爆被害についてプレスコードによって、報道できなくしてしまいました。

広島・長崎の惨状は、これ以降、アメリカの占領が終了する一九五二年まで、世界から完全に隠されてしまいました。

一方、被爆地では、内部被曝による犠牲者を隠すことが徹底して組織化されました。その最初の科学的粉飾を施した手段は、激烈な枕崎台風を利用して、放射能のほこりはなかった。したがって、広島・長崎の原爆では内部被曝の犠牲者はいなかった、と虚偽の放射能環境を作ったことから出発しています。

アメリカは調査委員会を組織して、原爆の効果、放射線の人体への影響の調査をはじめました。一九四六年末には原爆傷害調査委員会（ABCC）を発足させ、被爆者の大規模な調査に乗り出しましたが、このときも放射線被曝の実態、とくに内部被曝を隠すことが大きな目標として設定されました。そのためにABCCは、原爆が核分裂したときに放出された**中性子線**（第1章のコラム1参照）とガンマ線（**初期放射線**）だけが、原爆で被害を与えた放射線だったとして、放射能の影響を爆心地からの二キロメートルに限定し、それ以遠の被爆者を被爆者として認めず、調査の範囲をあらかじめ狭く限定しました。

これにより、放射能が濃密に混じった「黒い雨」に打たれた被害地域の人々を放射線に被曝していないとし、その人たちを初期放射線で被曝した被爆者に対する「放射線の影響のない参照群」とすることで、都合のいいデータを作り上げていったのです。

しかもABCCは、被爆者を「モルモット」のように扱って調査はするものの、治療はしませんでした。治療をしなければならない現実があることを隠すためでした。このためこの組織は、いまにいたるも被爆者の怒りの対象となっています。

このようなことが、世界の報道の目を完全にシャットアウトするなかで進められたのでした。ちなみにABCCは、アメリカがベトナム戦争に戦費を使いすぎて単独で維持できなくなり、一九七五年から日米合同組織に再編され、放射線影響研究所と名前を変えて、いまも存続しています。

守田　原爆投下後のことについて、私も、その後のことを見ました。二〇一〇年八月六日に報道された「NHKスペシャル」で流されたものですが、実はアメリカの調査に先行して、日本軍の大本営が、医師などを動員した調査団を組織し、克明なレポートを作成していたというのです。しかも彼らはそれを積極的に英語に翻訳し、米軍に差し出しました。何のためだったのでしょうか。生き残りの人物は「七三一部隊などがあったから」

と証言しています。中国で人体実験をくりかえした部隊のことですが、彼らはこうした日本軍の戦争犯罪が裁かれるのを恐れて、進んで被爆者の実態をアメリカに報告したのだそうです。調査の仕方はＡＢＣＣとまったく同様で、人命を無視したものでした。「原爆のことは、かなり有力なカードだった」との証言もありました。

矢ヶ崎　国民を侵略戦争にそそのかしておいて、今度は国民が犠牲になった時には犠牲者情報をアメリカに差し出したのですから、本当にひどいことです。しかも日本政府はその後も、少しも被爆者の味方をしないで、被害の実態を隠そうとするアメリカに協力し続けました。日本政府もまた被爆者を踏みつけにして、アメリカの核戦略に加担したのです。このため被爆者は、誰からの援護も受けずに長く苦しい時を過ごさねばなりませんでした。原爆という人類史上、最悪の兵器による攻撃を受けながら、その後の生活援助も、医療保障も受けることができなかったのです。ようやく援護が始まったのは原爆投下から一二年もたった一九五七年のことでしたが、内部被曝の被害者を隠して、被爆者認定の範囲を非常に狭いものにし、内容も非常に限定されたものでした。

守田　広島・長崎での被曝実態隠しの一番のポイントは、どこにあったのでしょうか。

矢ヶ崎　重要な点がいくつもあるのですが、あえてこれをということであげるならば、原爆の被害を、爆弾が炸裂《さくれつ》したときに発せられた熱線と、そのときの放射線を浴びた被害、それから放射線のなかの中性子線があたったものが、放射化してさらに放射線を発したことの被害にのみに限定してしまったことです。いわゆる「死の灰」がたくさん降って、広大な地域を放射能汚染し、甚大な内部被曝を生み出してしまったことが、そっくり無視され、隠されてしまいました。

守田　となると、ＩＣＲＰもまさに核戦略に組み込まれて組織されていったのですね。

矢ヶ崎　戦後にアメリカが原子力委員会設立と同時に全米放射線防護委員会を設立するのですが、そこに、原爆製造計画、つまりマンハッタン計画に参加した人物が多数加わり、そのままの陣容でICRPが一九五〇年に全米放射線防護委員会と並存して設立されます。組織のなかには、全米放射線防護委員会の時代から、七つの分会が作られ、その二番目に内部被曝の研究組織が設けられたのですが、この分会は一九五一年までに秘密裏に閉鎖されてしまいます。こうして内部被曝を無視した体制が確立していったのです。

アメリカが恐れたこと

守田　アメリカがそこまでして内部被曝の脅威を隠そうとしてきた背景にはどのようなことがあったのか、少し調べてみました。ヨーロッパで、放射線による遺伝的影響への不安が高まっていたことが大きかったようです。わずかながらも広島・長崎の惨状が伝えられたことや、その後、激しい核開発競争が展開されるなかで、アメリカが頻繁に核実験を始め、地球規模での汚染が拡大し始めたことなどから、その声は日増しに高まっていました。イギリスでは一九四七年に「科学労働者連盟」が原子爆弾の即時廃棄を求める運動を始め、フランスでも同じ年に「科学者連盟」が、原子爆弾の先制使用を放棄することを求める運動を始めました。さらに一九五〇年にはアメリカが朝鮮戦争に参戦し、トルーマンが核兵器使用の可能性を声明として発表したこともあり、原子力の絶対禁止を求める「ストックホルム・アピール」が発表されました。核兵器反対の運動が全世界にひろがり、なんと当時の世界人口の一割に達する五億人の署名が集まったのだそうです（中川保雄『増補　放射線被曝の歴史』明石書店、二〇一一年）。アメリカは何よりもこうした声の高まりが、核戦略を追いつめ、核武装が進められなくなってしまう事態を恐れたのだと思います。

ＩＣＲＰも、当初はアメリカの意のままには動いてはいなかったようです。ヨーロッパの声に規定され、一九五〇年には「被曝を可能な最低レベルまで引き下げるあらゆる努力を払うべきである」という勧告をおこなっています（前掲書）。遺伝的な影響についても、被曝線量に比例することが否定できないがゆえに、被曝を限りなく低くすべきだとされたそうです。

アメリカはまた、一九五一年一月から、それまで南太平洋のビキニ環礁などでおこなっていた核実験を、国内のネバタ砂漠で始めていました。被曝の危険性を知りながらも、ソ連との核開発競争のなかで、よりコストがかからず手軽におこなえる地を選択したのですが、そのためには自国民から被曝を許容することを引き出す必要があり、「放射線は少しぐらい浴びても大丈夫だ。少しくらいリスクが出ても社会が大きく発展するからいいのだ」という大宣伝を始めたそうです（前掲書）。

このもとでＩＣＲＰにも圧力をかけ、原爆投下後にＡＢＣＣなどが内部被曝をないことにして統計処理をおこなったデータがＩＣＲＰの基礎に採用されるなど、しだいにアメリカの主張が主流にされていきました。そして、ＩＣＲＰの「一九五八年勧告」に、放射線のリスクは「原子力の実際上の応用を拡大することから生じると思われる利益を考えると、容認され正当化されてよい」という文言が盛り込まれ、これが前の章で見た「一九九〇年勧告」「経済的・社会的要因を考慮して合理的に達成できる限り、放射能を防護する」にまとめられるにいたったのだと思います。

矢ヶ崎　この流れは一九七〇年代、八〇年代とその後も一貫して続きました。とくに一九八六年に出された「放射線量評価体系」（ＤＳ86）で公式に内部被曝がなかったとの宣言がなされました。

ここで扱われた放射性降下物の線量測定に、枕崎台風襲来後の長崎で被爆後四八日目、広島で四九日目以降のものが採用されたのです。当然、放射性物質の相当量が流されましたが、ＤＳ86はこの事実を無視し、台風後の測定値からのみ、被爆直後の放射線強度を逆算し、放射性降下物の量としたのです。放射線測定もガンマ線に対してだけしかおこなわれておらず、アルファ線とベータ線が考慮されていないデータをそのまま当時のデータとして採用してしまったのです。

その後も、核実験では膨大な量の放射性物質が地球上に撒かれ、各地で健康被害を生み出していました。そのためこれを隠すことも核戦略の重要なポイントでした。影響はもちろん日本にも及んでいます。東北大学の瀬木三雄医師が、日本の小児がん死亡率を統計化し、アメリカのスターングラス教授がグラフ化したものがあるのですが(次ページの**図5**)、それをみると広島・長崎の原爆投下の五年後に死亡率が三倍になり、さらにソ連の初めての核実験や、アメリカの水爆実験など、大きな核爆発があった五年後ごとに数値が上がって、一九六八年には、なんと戦前の七倍にまでなっています。この数値は、一九六三年に大気中核実験が禁止されてから五年ほど経って下降に転じています。

守田　そのようなデータがあるということ自体、ほとんどの日本人は知らされていないことですね。とくに原爆が投下された後の日本中の小児がんで亡くなった子どもの数が、五年後の一九五〇年に戦前の三倍に跳ね上がって、大気圏内核実験が終了して五年後に減少に転じたことは内部被曝との因果関係を強く示唆しており、グラフ化された歴史上初めての内部被曝被害データではないかと思われます。それに五年後に死亡率が跳ね上がることは、チェルノブイリ事故後、子どもの甲状腺の病気が五年で急上昇したのと一致しています。

核戦略と原子力発電

守田　話を一九五〇年代に戻しますが、実は原子力発電の展開も、アメリカの核戦略の変遷のなかで出てきたのではないでしょうか。

原発開発は一九五三年一二月にアイゼンハワー大統領が、国連で「原子力の平和利用」宣言を発表したときから表面化してきました。核兵器への国際的な批判の高まりに対し、「平和利用」をアピールすることで、方向転換を演出したのだと思います。一方で、実は原発は、アメリカに先んじてソ連が実用化に入っており、アメリカは産業界の意向も受けて、追いつくことをめざした面もあったようです。この原発の建設と核戦略は、どこで結びついていたのでしょうか。

矢ヶ﨑　原子力発電も、確かにアメリカの核戦

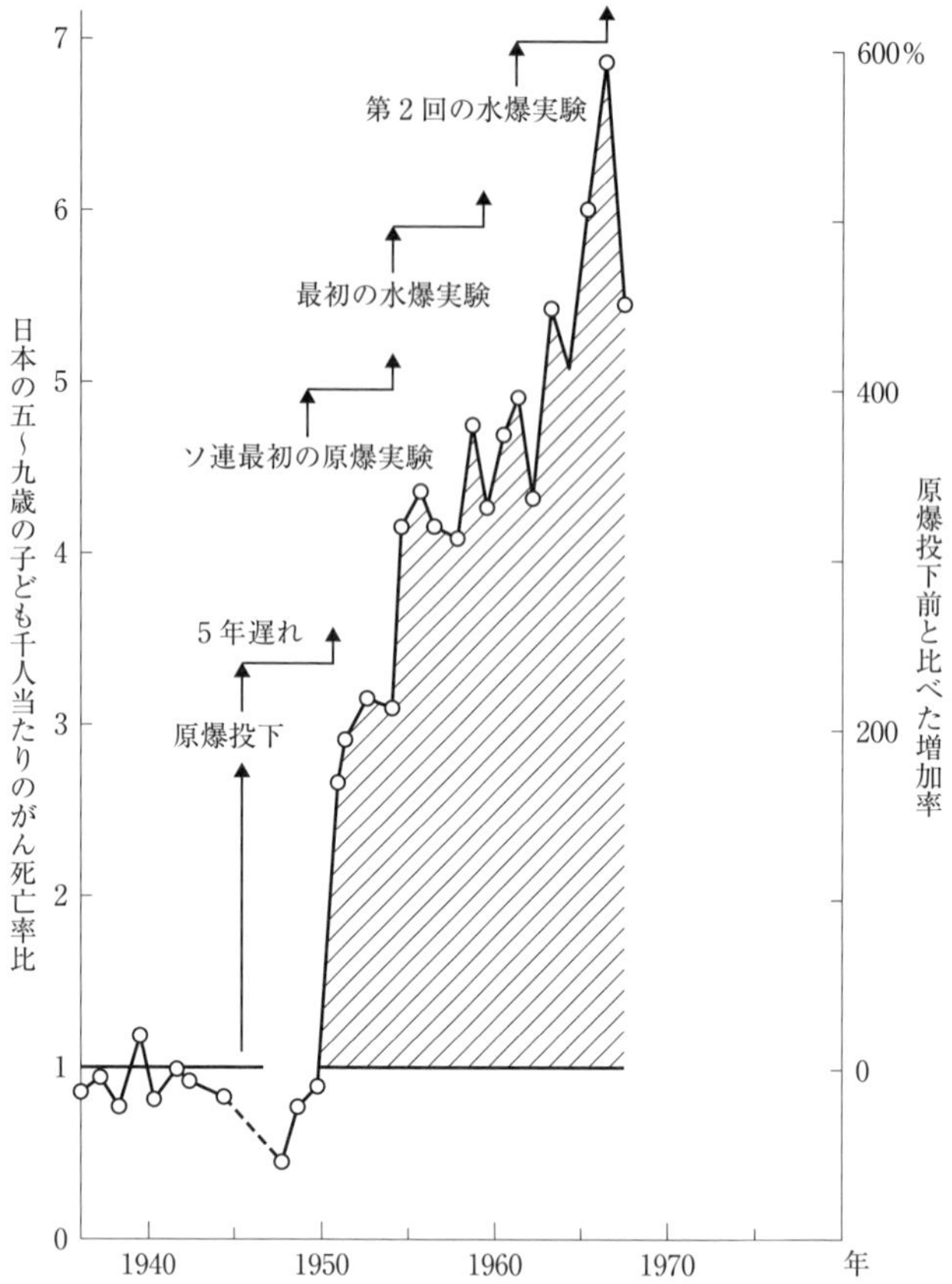

出典：ラルフ・グロイブ，アーネスト・スターングラス著，肥田舜太郎，竹野内真理訳『人間と環境への低レベル放射能の脅威』あけび書房，2011 年．それに加筆，修正．

注：データは，1972 年の瀬木三雄氏の癌学会での発表による．

図 5　小児がん死亡率(日本)

略の動きに大きく規定されて始められています。

そもそも原発は核開発の副産物です。核兵器も原発も、核分裂によるものですが、その際にエネルギー源となるのは、ウランでした。しかも天然に存在するウランのうちのわずか〇・七％に過ぎないウラン二三五という物質です。このため、核兵器を作るためには濃度を高めなくてはならず、いわゆるウランの濃縮が必要です。

一方で、ウラン二三五をのぞいた残りのあまり核分裂しないウラン二三八も、中性子があたるとそれを取り込んで、新たな、核分裂をする物質にかわることが発見されました。人類が新たに生み出したこの物質が、プルトニウム二三九です。このとき原子爆弾を作る二つの道ができました。ウラン型とプルトニウム型です。アメリカは第二次世界大戦終結以前に核爆弾を完成させるために、二つのプランの比較検討をせずに、同時に二つの計画を走らせ、双方の原爆を一九四五年七月に手にしました。そしてウラン型を広島に、プルトニウム型を長崎に落としたのです。二カ所に落としたのは、二つのタイプができたからです。

このプルトニウム生産の目的で、ウラン二三八に中性子をあてる装置が原子炉です。そのため、原子炉は、プルトニウム生産炉と呼ばれたのですが、ここで発生する熱に着目し、ボイラーをまわして発電につなげたのが、原子力発電でした。

アイゼンハワーの宣言以降、アメリカは急速に原発建設に踏み込み、日本もその後追いをしていくのですが、核戦略との直接のつながりは、ウランの濃縮にありました。

ウランの濃縮は、ウラン型原爆を作るために必要な技術ですが、プルトニウムの製造のためにも必要です。濃縮は質量によって分離する遠心分離の方法が取られるのですが、三〇〇ぐらいのプロセスが必要で、それでも処理できる量が少ないのです。これを重ねて量産するには、大規模な工場が必要になります。

ところが純然とした核兵器のための濃縮だけを目的としてフル稼働すると、たくさん作りすぎてしまいます。しかしこの工場は、ひとたび止めてしまうと、次に動かすまでにかなりの時間がかかってしまいます。そのため必要量ができても、おいそれと止めるわけにいかない。核戦争が現実化したときに、間に合わなくなってしまうからです。経常運転が必要なのです。しかし、たいへんなコストがかかる。濃縮ウランもできすぎてしまいます。この矛盾の解決のためには、核兵器以外で濃縮ウランを使う道を作る以外ない。それが原子力発電だというわけです。

守田　ウラン濃縮工場のフル回転による核兵器の増産がなされ、さらに原発の開発・運転がなされていくと、原子炉から常時漏れ出す〝微少な〟放射性物質による被害者も増えていく。そこでも、被曝の危険性が隠される必要があったのですね。

矢ヶ﨑　核関連施設がどんどん増えていき、あちこちで放射能が漏れ出しているのが確認されました。核実験で大気中からも降ってきました。ところがこれらをＩＣＲＰは「容認され正当化されてよい」（ＩＣＲＰ「一九五八年勧告」）としてしまったのでした。原子炉は、そもそも一〇〇％放射性物質を閉じ込められるようにはできてはいないのです。とくに商業用の発電炉では、封じ込めを徹底すればするだけコストが嵩《かさ》んでいきます。

そのためＩＣＲＰは経済的に成り立つ範囲で「許容値、後に限度値」というものを設定しました。放射性物質を漏らしてもいい値で、設計基準に織り込まれています。限度値以内の放射能漏れは、事故とは呼ばれません。「容認され正当化されてよい」値とされているのです。

もちろんくりかえし述べてきたように、実際には、放射線はほんの少しでも生命に悪影響があります。またほんの少しと言っても内部被曝で体内の局所が被曝するときは、放射線の到達範囲では大きな量になり、たいへんなダメージを被ります。深刻な健康被害が出るのです。

チェルノブイリにおける被曝隠し

守田　被曝隠しが核戦略そのものであったとすると、チェルノブイリ原発事故に対しても同じことがなされたのではないでしょうか。

矢ヶ崎　この事故に対しても、ＩＣＲＰ、またそれと密接な関係にある国際原子力機関（ＩＡＥＡ）や世界保健機関（ＷＨＯ）などが、チェルノブイリの周辺で健康被害が報道されるたびに、医師団や調査団を送り込んで「放射線起因だとは認められない」と、述べてきました。

その前提条件を提供した典型例として、ＩＡＥＡの依頼を受けた国際諮問委員会が「チェルノブイリ事故に関する放射線影響と防護措置に関する報告」をおこない、「汚染地域の住民のあいだに、チェルノブイリ事故による放射線の影響は認められない」「汚染地域の住民が陥っているのは『放射能恐怖症』という心理的な病」（七沢潔『原発事故を問う』岩波新書、一九九六年）だという報告書を出しています。このときの委員長はアメリカの原爆傷害調査委員会を継承した、放射線影響研究所の当時の理事長である重松逸造氏です。彼は広島・長崎の「死の灰」の存在を否定した「放射線量評価体系」（ＤＳ86）の監修責任者であり、日本アイソトープ協会の会長をつとめたり、ＩＣＲＰの委員などもしていました。

守田　それにしても被曝隠しの流れを体系的にみてくると、福島第一原発事故後の対応でも、同じことが適用されていることを痛感します。私は事故後の政府による放射線の害にきわめて甘い対応を、「放射能は怖くないキャンペーン」と呼んで批判してきたのですが、それが戦後一貫して日米両政府や国際機関によってくりひろげられてきたことが見えてきました。

矢ヶ崎　その意味で私は、いまこそ、広島・長崎の被爆者の苦しみを受け止めてほしいと思うのです。被爆者が原爆によってたいへんな苦しみを受けたことは、よく知られていると思います。しかし苦しみは、それだけでは終わりませんでした。その後に次々といろいろな病が被爆者を襲いましたが、ほとんどの場合、放射線被曝との関係は認められませんでした。家族の多くががんになり、どう考えても原爆の影響としか考えられない被爆者が、「あなたは放射線の被曝などしていません」と切り捨てられました。

守田　実は私の父も、広島に原爆が投下されたときに、陸軍船舶隊として香川県善通寺の基地から広島に救出に向かったのでした。父の部隊は海軍基地のあった呉に入り、そこから偵察隊を市内に出しました。大混乱していることがわかり、本隊はそれ以上、進みませんでした。偵察に行った方が後に亡くなられたそうですが、父は入市しなかったのです。それで被曝を免れたとばかり思っていたのですが、最近、知り合った方のお父さんが、やはり呉にいて、原爆投下後に「気持ち悪い風を浴びた」と語られていたことを知りました。その方は一三歳で爆風を体験し、大人になってから両足の血管が次々に詰まって壊死《えし》していくバージャー病という難病を患い、たいへんな闘病をくりかえした末に亡くなられたのですが、ご本人も家族も、死ぬまで原爆との関係を考えたことはなかったのだそうです。最近になって、被曝のせいだったのではないかと考え出したというのですが、その方が被曝していたのだとすると、同じ地域にいた私の父も被曝していた可能性があります。父は五九歳の若さで脳溢血に倒れました。

矢ヶ﨑　実際、たくさんの方が、被爆者と呼ばれない被爆者なのだと思います。私が二〇〇三年から参加した原爆症認定訴訟は、そのような耐え難きを耐えてきた被爆者の方たちの怒りをバネに立ち上げられた訴訟でした。

その後、裁判は一九連勝と圧勝しましたが、それでもすべての被爆者が救済されたわけではありません。まだまだ課題は残っています。

同時に、私が残念でならないのは、裁判所は真実が何であったのかを探求し、内部被曝を認める判決を下しました。しかし、政府やそれをサポートしている専門家は、いっさい、この結果を認めていないことです。そして、この裁判の意義がもっと広く、この国の国民・住民の間に伝わり、きちっと受け止めてもらえていたのなら、福島原発事故後に政府がおこなったことに対し、もっと厳しい対応が取れていたに違いないと思えるのです。

残念ながらこの大切なことがらが十分に伝わっていなかったために、多くの方たちが、いまなお、政府の「安全キャンペーン」に翻弄《ほんろう》され、被曝を重ねてしまっています。

福島を最初に訪れたときに、私が、広島・長崎の悲しみをくりかえしてはならないとの思いだったことをはじめにお話ししましたが、その悲しみとは、被災してダメージを受けた方々が、その後に内部被曝で苦しみ、さらに「あなたは被曝などしていない」という扱いを受け、二重三重に踏みにじられていくことです。政府のこれまでの対応を見ていると、同じことがなされてくるでしょうが、それを許してはなりません。その意味で私はみなさんに、いまこそ広島・長崎の経験に学んで歩むことを訴えたいと思うのです。

守田　私もそう思います。またその際に、いま、新たに被曝を受けているのは、決して福島県や近隣の方々だけではなく、もっと広範な地域に及んでいることを自覚することが大事だと思います。食品の流通事情が終戦直後とはまったく違い、一日で日本中を商品がかけめぐる現状ですから、政府の内部被曝隠しを許しているならば、被曝はさらにどんどん広がるだけです。

いや、すでにそれは始まっていて、私たちの多くが被曝をしていると考えざるを得ないと思います。その意味で私たち全体が、広島や長崎、そして福島の方々と同じ痛みを背負いだしています。それだけに、この国に住まうすべての人が、もう一度、広島・長崎への原爆投下とは何だったのかを振り返り、被爆者の方たちが歩んだ道のりをしっかりとたどり直して、いまを生きる知恵をつかみ取らねばならないと思います。

矢ヶ﨑　そのためのキーワードが、内部被曝だと思うのです。私自身、さらにこの領域での研究を深めていきたいと思います。

第5章　放射線被曝に、どのように立ち向かうのか

守田　内部被曝の恐ろしさと、それが核戦略の下で隠されてきたことをつぶさに見てきたわけですが、それらを踏まえて、現にある汚染に、どのように立ち向かうのか。この放射能との「共存」時代をいかに生きていくべきなのか。この点についての矢ヶ﨑さんのご意見をお聞かせください。

「怒りを胸に、楽天性を保って最大防護を」

矢ヶ﨑　この時代を生きていくうえでの私の提言は「怒りを胸に、楽天性を保って最大防護を」です。

第1章でも触れましたが、事態がこうなった限り、能動的に立ち向かうことが大切です。内部被曝の恐ろしさを学んで、それでもうだめだと考えてしまうのでは何の意味もありません。そうではなくて、放射線をきちんと知ることで、政府の発表を鵜《う》呑みにしないようにし、私たちのいま、なすべきことを見出していくことができるのです。

私たちはもはや「汚染される覚悟」が必要です。しかし、悲観して恐怖のうちに汚染を待つのはよしましょう。この怒りを胸にしっかり収めて、開き直って、楽天的に、知恵を出し、最大防護を尽くしつつ、やるべきことはすべてやるのです。

政府の「安全」、あるいは「直ちには健康に影響はない」という不誠実きわまりない「安全キャンペーン」に乗せられてしまえば、とんでもない悲劇が待っています。しかし危機を見すえれば、やれることはたくさんあります。やるべきことは全部やって、危機を脱出しましょう。

また汚染から一人で逃げようとしても限界があることを知り、集団になって声をあげ、政府、東電や行政や社会を動かしていくことが大切です。

心構えは、「みんなで支え合う大きな利己主義」を持つことです。もちろん社会の態勢を待てない

とき、個人としての決断による勇気ある行動に立つことも必要です。

自主避難もその一つです。でもそのときでも、できるだけ周りの人々と声を掛け合い、仲間を持ちましょう。その広がりこそが、自分たちを救います。それが「みんなで支えあう大きな利己主義」です。正しい知識を持ち、勇気を持って、賢く、人間愛に基づいた判断を重ねていきましょう。

守田　チェルノブイリ事故の後でも、食事などに気をつかい、内部被曝を避けようと努力した人やその家族と、安全を確保することをあきらめてしまい、あるいは内部被曝隠しに騙《だま》されてしまって何もしなかった人々とでは、その後の被曝量に数倍の開きが出たと聞います（高木仁三郎、渡辺美紀子『新訂版　食卓にあがった放射能』七つ森書館、二〇一一年）。

矢ヶ﨑　努力によって私たちの未来は大きく変わります。そして、そのために正しい知識を獲得することが大切なのです。「専門家」任せにせずに、自分たちで学びましょう。これまでみてきたように放射線学の教科書に、内部被曝を非常に小さく扱う内容が書き込まれてきたので、残念なことに専門家があてにならないのです。

例えば、一部に高齢者は放射線の感受性が弱いから、年を取った人から汚染された野菜を食べようという意見があります。被災地を支えようという良心に支えられていることはわかりますが、間違った見解です。

年を取ると多くの場合、いろいろな病を持つのです。そのため免疫力が低下している場合が多い。このため多くのお年寄りは、むしろ放射線に弱いのです。病気のある方、とくに免疫系が弱くなっている方も同じです。これはチェルノブイリ事故後に、アメリカでエイズ患者をはじめ、感染症患者の死亡が増えていること、そのなかにはお年寄りの死亡の増加があることなどにもはっきりとあらわれています。これらはアメリカで、核兵器工場や原発と周囲の健康被害の関係を調査・研究した統計学者のJ・M・グールドらによる『死にいたる虚構』、『内部の敵』などの書物に詳しく書かれています。

守田　放射線の害に立ち向かうときには、免疫力を上げることに核心があります。その点を踏まえて、私は放射線以外の身体に悪いもの、食品のなかに混入している農薬や添加物、防腐剤、あるいは抗生物質などをできるだけ避けること、また猛毒の成分を含む殺虫剤の使用を控えていくことなども呼びかけています。リスクの総量を減らすことが大事だと思います。

矢ヶ嵜　それも大切ですね。そうした詳しい知識を持っている方に、ぜひどんどん出てきていただいて、知恵を交換しあってほしいと思います。それを含めて、やれることはすべてやるのです。

守田　また、これは被爆医師の肥田舜太郎さんが強調されていることなのですが、危険なものを避けることばかり考えていて、いかに食べるのかということが大切だということも忘れてはいけないと思います。しっかり噛《か》んで、消化酵素を含んだ唾液を食べ物といっしょにたくさん胃に送ることや、食べたあとに適度な休憩を入れることなど、体に負担のかからない食生活を送ることなどです。あらゆる栄養素をバランスよく食べることも大切で、例えば、カルシウムをたっぷり取っていれば、ストロンチウムが骨に吸収される割合が少なくなります。

肥田さんはまた、ご飯はできるなら家族や友人たちといっしょに、楽しくなる話題で食べるとよいとも語られました。そのほうが消化吸収がいいからですが、それだけでなく私たちの体の免疫力もまた、楽しいこと、前向きなことに触れるときほど向上していきます。その点で、まさに楽天性を保ち、家族や友人、仲間たちと温かい関係を作り出して生きていくことが大切だし、そんなつながりのなかで、毎日の食事をおいしくいただきたいものです。

被災地の人々を支えることから始まる

守田　同時に私が呼びかけているのは、東北の〝痛み〟をシェアし続けていくことです。津波被害も含めて、いま、つらい思いをしている方たちをみんなで支えていく。実はそのことで、私たちが逆に助けられるのだと思います。助ける側、助けられる側という考えを超えて、いま、まさに私たち全体に降りかかったこの災害に立ち向かうことが大事だと思うのです。それを忘れ、被災地の方たちをおいて、自分だけ守ろうとしても守り切れなくなってしまう。どこかで私たちは人に頼らなくてはならないし、だから人を積極的に助けたほうがよい。そのことで総体としての私たちの安全の度合いが高まり、私たちの人間的な豊かさが確保されると思います。

矢ヶ崎　とても重要な点ですね。私は社会的にまだまだ、この点の考察が弱いように思います。

実は二〇一一年一〇月三〇日に、「原発なくせ福島大会」があり、一万人が集まりました。私も参加したのですが、そこで出てきた地元の方たちが述べたのは、「どうやって被曝を避けるのか、子どもに何を食べさせるのか、これでもう頭がいっぱいだ」ということでした。「生きた心地がしない」と表現した人もいました。住民はみんな、そのように表現していました。ところがそこに参加していた政党などは、「原発なくせ、除染を進めよ、賠償をかちとれ」と、これが圧倒的なのですね。と同時に、私はとくに、多くの方が必死に訴え、行動している内部被曝問題に、政党なども真正面から取り組んでほしいと切望します。

事故が起こったときに、政府は住民保護を対応の基本にすえることなく、逆に日本国民と住民の被曝限度を上げるという「棄民」政策を取りました。人々にきちんとした避難指示を出さず、たいへんな被曝が起こってしまいました。そのため今後、きわめて高い確率で、疾病が日本の子どもを含めて住民を襲うことが懸念されます。

しかも政府はヨウ素剤すら投与することなく、子どもたちが被曝するのを防ぐことができませんでした。今後、このような甲状腺被害などの非常に高いリスクを予想しながら、子どもを、住民を、被曝環境におくことは許されません。それに対してみずから危険を察知して、即刻避難した人たちが数万人もいました。子どもの被曝を避けるために避難したお母さん方が圧倒的でした。

同時に、避難したいができない方もいました。また、「おれが避難したら誰が郷土を守るのか」と故郷を守ろうとする方がたくさんいました。

避難された方たちと、福島や被災地にとどまっている方たちの利害を決して対立的にとらえずに、共通して受けた被害への対処を進めていく必要があります。いまからでも「遅すぎることはない」、子どもの〝疎開〟を含む被曝回避措置を、全力をあげて実施することが求められます。そのためには自主避難が「権利」であることもはっきりさせ、自主避難の経費を政府に払わせていくことが大事です。

日本政府が「直ちには健康に害はありません」と言い続けたことはすでに破綻して、いろいろな被曝による被害もすでに報告されだしています。生活のあらゆる側面で、被曝軽減措置に取り組むことが、何よりの最優先課題です。とくに子どもたちをはじめ、妊婦や病人、お年寄りで具合の悪い方など、「被曝弱者」の被曝を最小限にしなければなりません。

食べ物の限度値

守田　原発事故被災地の野菜など、食べ物についてはどう考えたらよいのでしょうか。

矢ヶ﨑　政府は国民や住民の健康被害を避けることを基本にせず、逆に東電と政府の賠償責任をいかに軽減させるかという政策を執行しています。食料にしても、事故直後、人間の健康を保持するものとは無縁な、非常に高い限度値を設け、「限度値以下は安心だから食べなさい」と語りました。この、これ以上の悲劇を招く「食料を通じての内部被曝の増進措置」をなんとしてもやめさせなければいけません。

市民は放射性物質による汚染ゼロの食品を政府に要求すべきです。また、汚染が確認されたところのものには放射能が確実に含まれていると予想するのが科学的ですから、「検査せずには売らない、食べない」が原則です。太平洋岸の海産物も、「検査せずには売らない、食べない」を徹底させ

コラム4　食料品放射能限度値

二〇一一年三月一七日、福島原発事故を受けて、厚生労働省より暫定の限度値が発表された。一年間の積算被曝線量を、ヨウ素による甲状腺での線量上限を五〇ミリシーベルト、セシウムの全身での線量上限を五ミリシーベルトと設定し、それを各々の食品の平均摂取量によって日割りして導出したものである。

具体的には野菜類や穀類、肉・魚他をヨウ素で一キログラムあたり二〇〇〇ベクレル、セシウムで五〇〇ベクレル。同じく飲料水を三〇〇ベクレルと二〇〇ベクレル、牛乳・乳製品を三〇〇ベクレルと二〇〇ベクレルと設定した。

しかし厚生労働省は二〇一一年一二月二二日に、この基準を二〇一二年四月から見直すことを発表。ヨウ素がすでに検出されていないことから、セシウムを基本とし、全身での線量上限を一ミリシーベルトと設定した。

一キログラムあたり、一般食品一〇〇ベクレル、飲料水一〇ベクレルとし、子どものよく飲む牛乳を五〇ベクレル、乳幼児用食品を五〇ベクレルとした。ただし、ものによって実施までに猶予期間が設けられている。

限度値は、放射能による飲食物の汚染をどれだけ受け入れるかを決めたもので、それ以下が安全なのではない。にもかかわらず政府は意図的に、この点の説明を避け続けている。また限度値の設定でも、被曝限度値を一ミリシーベルトとしてきた法律を再び守らずに、外部被曝を大きく上回る内部被曝の危険性を無視し、ガンマ線により外部被曝するのと同じ危険性と評価している。見直しがなされようとも、この限度値のもとで取り込まれる放射性物質の人体への影響は非常に大きい。

る必要があります。

その場合に大事なことは、生産者にも消費者にも、ともに「命とくらしと尊厳」を守ることです。消費者だけでなく、生産者も完全に被害者です。生産者はいまのままの体制ならば、非常に高い限度値設定の下で「限度値以下ならば安全だ」と言われ、生活のためには汚染を承知しながら売らざるを得なくなっています。しかし〈無農薬・有機栽培〉で健康を気遣ってきた農家をはじめ、汚染を知りつつ売ることなど、自己存在をかけてできないと考えている方もいると聞きました。

放射能に対して、「命を守れる限度値」ということは概念上許されません。めざすはあくまで「汚染ゼロ」です。しかし現実を生きるうえではそうも言ってはいられません。困難ななかで放射性物質による汚染ゼロの生活をすることを社会として実施するには、現実的に「命を守れる限度値」を設定する必要があります。

放射能汚染ゼロをめざすけれども、どうしても最低基準を決めざるをえないとなるのならば、いま(二〇一二年三月一日現在)、政府の出している値の一〇〇分の一を新たな基準にし、これを生産者も消費者も守る。それ以下のものしか売らない、食べないとして、それ以外はきちっと東電に賠償をさせることが次善の策だと思います。

同時に、放射性物質による汚染ゼロの食料を政府が責任をもって国民や住民に保障する体制が必要です。消費者は自分たちだけではなく、生産者と消費者の命と生業をいっしょに守ることに心を留める必要があります。そうしないで分断されてしまうと、結局自分たちも守れません。

放射性物質による汚染は、一年で終了するわけではありません。ずっと続きます。測定して、放射能汚染をまぬがれることができないと判明した地域では土地の除染を主とし、農産物の作付けを停止して、汚染のないところ、少ないところで食料の大増産をおこなうべきだと私は考えます。

いま日本にはかつて農耕をしていたけれども、作付け調整・減反の休耕田、農家の老齢化で耕作できなくなった休耕田がいたるところにあります。

その休耕田を自治体がすべて網羅し、耕す体制を整える。それを避難しなければならない地帯の農家の方に情報として伝え、非汚染地帯での食料大増産、汚染地帯の主食作付け停止に協力してもらうことを国として実施すべきです。また、いまの、国民、住民の健康を基準としたものではない「いかにして政府の補償負担を少なくするか」という発想から設定されている避難区域では、とても人々の命を守ることができません。基本的には（仮にも今まで国が定めていた）「年間一ミリシーベルト」を基準として、それ以上はすべて避難対象にする構えが必要です。これを国家として進めることが、長期的な観点から、最も〝効率よく〟国民・住民を内部被曝から救う道です。

守田　私も大賛成です。非汚染地帯で増産した食べ物を、真っ先に汚染の一番高い地域の方たちにまわしたいですね。また、有機農家の方など、放射能汚染が確認された当初から、政府が決めた暫定限度値以下でも消費者の安全を考え、出荷を断念した農家の方たちから先に配布する必要があると思います。食べる方たちのために出荷を断念していただいたことへの感謝をすべきですし、そのためにも食料大増産が必要だと思います。

こういう意見を述べると、そのような予算がどこにあるのかという人がいると思います。しかし予算の問題よりも、人の道としてやらねばならないことがあります。こうした場合の予算は工夫して捻出《ねんしゅつ》するべきです。

同時に内部被曝が野放しにされて、病が急増すれば、社会的に膨大な医療予算が必要になってしまいます。子どもたちの被曝が進み、元気な子どもが減ってしまう暗い未来の到来をできるだけ食い止めるためにも、いま、食料増産に予算を使うことは必ず社会にプラスになります。

矢ヶ﨑　大事なことは、ここでも集団で声を上げていくことです。とくに心を込めて食べ物を作ってきた生産者、手塩にかけて育てた農地を台無しにされた方たちを、みんなで支えなければいけません。そして、いっしょに被曝に立ち向かうのです。

しかし、こうした食料問題の解決に向けた提言は驚くほど少ないのです。そこに内部被曝隠しの強さも感じますが、私の見解に共感していただける方はぜひ広めてほしいのです。

除染をどうするのか

守田　除染の問題や放射性物質で汚染された「がれき」の問題はどう考えたらよいでしょうか。

矢ヶ﨑　除染はまず、それをすれば住めるのかどうなのかをきちんと見きわめてから始めるべきです。また除染は被曝をともなう行為ですから、政府と東電が責任を持って専門家集団を組織しておこなう必要があります。住民を集めたりボランティアを募るいまのやり方は被曝を拡大するだけで、すぐにあらためるべきです。

すでに明らかになっているように、除染では膨大な汚染された廃棄物が出てきます。また放射能汚染された「がれき」も膨大な量です。基本的には、放出した東電がすべて責任をとって東電原発敷地内に収集するべきです。汚染物を拡散させず、また、汚泥など汚染されたものの再利用を決してさせないようにしなければいけません。

「がれき」については焼却処理をすると、固体の状態のセシウムが液体化、気体化して拡散を生むだけです。政府は「バグフィルターならば大丈夫」などと言っていますが、とんでもないことです。今の汚染はセシウムが主です。セシウムは二八℃で液体となり、六八〇℃で気体となります。処理温度が二〇〇℃でもかなりセシウムが気化したままです。

それに除去率が九九・五％程度と言われますが、そんなに除去できません。セシウムはどんどんフィルターをくぐり抜け、住民の住む大気内に届いてしまいます。焼却処分は、きわめて危険です。焼却処理で〇・五％でも漏れてしまえば、大きな二次被曝を生むことを認識しないといけませんが、そのうえ除去率そのものも何の実証実験にも裏づけられていないことすら明らかになっています。

守田　焼却の問題では、福島や近県の「がれき」を引き受けるのかどうかと、話がすりかえられているように感じます。「がれき」を受け入れるかどうかではなく、そこに放射性物質があるかどうか、またあった場合の焼却が、危険かどうかが本当の争点だと思います。危険がないなら当然にも、各地で分け合って処理すればいいのです。

この点があいまいなまま、「がれき」を引き受けるか否かという論議に巻き込まれてはならないと思います。

それに重大事故をおこした東電がおこなうことが原則である後始末を、安易に国民や住民の税金で肩代わりするのも、「あまりにも甘すぎる対応」であると思います。

矢ヶ﨑　すでに述べたことですが、放射性物質が体内に入るとあらゆるところに運ばれて放射線を出し続けます。ですから、あらゆる病気が放射線の影響で出てくる可能性があります。住民がお金を払わずに公費でおこなう健康診断と治療制度が必要です。「要精密検査」となった場合も、無料で検査し、治療も無料でおこなうことが大切です。この際、いままでの原爆症認定のように「これだけに制限する、あの病気はダメ」という制限を設けさせないことが肝要です。

困ったことに、国際放射線防護委員会（ＩＣＲＰ）の影響下にある現在の放射線医療では、そんな病気は放射線に関係するはずがないとか、放射線を浴びた結果ではないかと疑う精神的なストレスのほうがはるかに有害だとされてしまう「医の安全神話」が、いまだに主流を占めています。早く「正常な医療」を獲得する必要があります。とにかく、今後長期にわたって、住民の健康を管理するきめ細かい健康診断制度が必要です。ただしこれも、健康被害はないという結果を導くための集団検診にされないように、市民の側が監視していくことが必要です。

また健康被害が出るような万が一に備えて、汚染地にいる方は、髪の毛や爪、お子さんの場合は乳歯などを保存しておくとよいと思います。

＊＊＊

守田　こうした現実的な対応に加えて、さらに私たちが今後どのような方向に歩むべきか。事故を通してお考えになってきたことを聞かせてください。

矢ヶ﨑　「安全神話」は命を無視する体制でした。その「安全神話」があったために、国も自治体も個人も、すべての人の生きていく現場で、原発事故に対する何の備えも用意されてきませんでした。ですから基本的には東電も政府も何をしていいかわからない状態で、事故を小さく見せようとする焦りだけが虚偽を拡大し、事態をいっそう深刻にしてきました。

守田　そうですね。「安全神話」ということでさらに気になるのは事故から一年経たいまでも、政府がその姿勢を変えていないことです。いま、福島原発は、やっとのことで冷却をしている状態で、大きな地震や津波があったら、再び非常に危険な状態に陥ってしまいます。一五〇〇本の燃料棒が入った四号機のプールの倒壊も懸念されます。なのに政府は二〇一一年一二月に「冷温停止宣言」をして、事故はもう収束したかのように取り繕《つくろ》っています。むしろいまこそ、最悪の事態を想定した避難訓練をおこなって備えるべきです。そのために、市民がもっと行政に対して安全対策をとるように声を上げていく必要があると思います。

矢ヶ﨑　大切なポイントですね。確かに政府の姿勢は、いまだに「安全神話」そのものです。これを下から変えて、危機に備えなくてはいけません。その点で、事故後一年になる段階で見えてきたのは、「住民が声を上げて自治体に迫るところは、自治体の姿勢が変化してきている」ということです。このことは、市民は過酷な条件のなかでも、貴重な経験をしていることを示しています。声を上げれば社会も自治体も政府も変えられる、唯一変える力は自分たちの力だ、ということをつかみつつあることだと思います。政府の言いなりで、与えられたものだけで満足する傾向が強かった市民が変化しつつある。確信を持ってもっと力強い方向へ持っていこうよ、自分で判断し行動していくようになっていこうよ、ということが一番言いたいことです。

守田　変化を示しつつあるということを、もう少し客観的に理解したいと思いますが、いかがでしょうか。

矢ヶ﨑　日本の市民の特徴を国際的に見てみたいと思います。これまでの「具体的に知り、判断し、行動していく」うえでの特徴がよくあらわれているデータとして、国際数学理科教育達成度調査委員会が経済協力開発機構(OECD)の協力を得て、市民の科学技術の関心や知識、意識を調査したものがあります(一九九五年)。その結果は「知の営み」の水準の低さを示すものでした。

①科学技術に対する関心の度合いは最下位、②科学技術に対する知識は最下位と同程度のワースト2、③科学技術に対して否定的な心証を持つ人が肯定的な人を上回るのは日本だけ、④それにもかかわらず、政府の基礎科学振興政策・予算を承認する率は二位(首位はカナダ。三位はフランス。フランス、カナダの科学技術への関心等は高い)。

これらは日本の市民が科学技術を文化として楽しむ余裕のないことを如実に物語っています。原爆の惨禍や「安全神話」の押しつけ体制も無関心を助長していると思います。いわゆる「受験本位の学力」教育で、内容を楽しむ「心を躍動させる学習」授業が展開できていないことと併せて深刻です。日本人は感覚での好き嫌いは述べることができても、論拠をあげて(理由を説明して)事柄を批判する能力に乏しいといわれるゆえんです。

国際比較をすると、日ごろ気がつかないことが浮き彫りにされるものですね。

守田　それがいま、変化しつつあるのですね。

矢ヶ﨑　いま、非常に過酷な条件のもとでですが、子どもと自分の命を守ろうとする、放射能汚染から逃れるということを実践した人々だけではなく、汚染された地に留まる人も、政府の「安全です」を鵜呑みにするのではなく、疑問を抱いて、みずから確かめようとしているのです。市民が自分で判断することを、あちこちで始めています。

放射能についての勉強会が頻繁におこなわれ、さらに一般の人が放射線測定器を買って、各地で測定を始めています。

大がかりで高価な機械を市民が共同で取り寄せて、食品などを計る放射線測定室も、あちこちで立ち上がり始めました。これはすごく大きなことです。

守田　実は、私も事故後にガイガーカウンターを購入しました。ロシア製のものを海外から一万六〇〇〇円で買いましたが、四月に頼んだのに八月まで待ちました。当時、ネットですぐに買った方もいましたが、同じものが八万五〇〇〇円もしたと聞いています。まともに使えない粗悪品も売られるなど、一時はひどい売り方が横行しました。いまは私が買った機種が、一万円ですぐに入手できます。

ただしこうした安価な機器はあまり精度がよくないようです。絶対値にも誤差があり、機種によっては二倍ほどの誤差があるものもあります。その点で、空間線量を測定する目的では、場所から場所への変動、時間的変化など、相対的変化の測定に使用するのがよいと感じました。私の場合、他の人が持っていた国産の一二万円する精度の高い機種と並べて使ってみましたが、おおむね二割弱ぐらい低く出るものの、一定した数値が出ていたので、どれぐらいの放射線がでているかをつかむのに役立ちました。このように傾向をつかんで使用することや、精度が高くないことを自覚して、計測した数値に振り回されないことが大事だと思います。

放射線測定室は、二〇一二年二月段階で全国で五〇カ所近くが立ち上がりつつあります。すでに測定を開始しているところもあれば、まだ機材待ちのところもあります。これから測定室の立ち上げの検討を始めるという話も広がっていて、五〇カ所を大きく上まわる測定室が生まれてきそうです。

これらの測定室が主な測定対象としているのは食品ですが、植物や薪を燃やした灰、尿なども測定することができます。私もいくつかの測定室にかかわっていますが、初めはどこもこれらを効率よく測定するためにどの機械を購入するのか、悩み抜きました。安いもので一五〇万円ぐらいから、高いもので四五〇万円ぐらいのものまでが買われているようですが、それぞれに機械の精度、納期、納入会社からのバックアップなどがちがいます。値段が高いのは、外部からのガンマ線などを遮蔽《しゃだん》する装置が必要なためでもあります。ゲルマニウム半導体を使っているとガンマ線から放射性原子を特定できますが、その分、値段が高くなります。

またホールボディーカウンターなどを使っているところもありますが、被曝の証拠の確保にはなるものの、線量が少ないといって、過小評価してしまうことを警戒する必要があります。

これらの機械はもともと専門家向けに作られたもので、市民や素人向けのマニュアルなどはついていません。そのため多くの測定室で、そもそも放射線の値を計るとはどういうことなのか、基礎的なことから学習をしながら歩んできています。先行した測定室が新しいところに経験を伝授することなども、頻繁におこなわれています。計測にはそれなりのノウハウがあり、きちんとした使い方をしなければなりません。どこでも四苦八苦しながら、こうしたことを身につけつつあります。まさに市民がみんなで科学をしているという感じです。

矢ヶ﨑　素晴らしいですね。これらのことを「放射性物質から逃れる」、「身の安全を確認する」という狭い意味でだけ位置づけるのではなく、もっと広く、国の主権者としての自覚を高めるようなものとして、みなさんとともに私もおこなっていきたいなと思います。

その点で私は講演するときも、私の話を聞きたいと思ってくださる方は、ただ被曝問題だけを語ってくれと言っているのではないと感じています。いまを生きていく世界観の問題をいっしょに考えたい。そういうところで、それぞれがきちんと自分で判断して生きていくための何かをつかんでいただきたいし、それが重要なことだと思います。

守田　こうした貴重な行動は、人々の間でどのように受け止められ、評価されているのでしょうか？

矢ヶ﨑　いま、多くの避難している若いお母さんたちには、家庭的に、いろいろな条件があって、「逃げたほうがいいよ」という場合もあったのでしょうが、そうではなくて、夫や家族や祖父母の大反対を押しのけて、避難してきた人たちがたくさんいます。まさに自分で判断して困難をものともせず、子どもを抱えて避難を決行したのです。

こうした方たちがいま、つらい思いをしているのですね。「あなたの手前勝手な思い込みに子どもを巻き込んでいる」と言われて。私はこのときに飛び出した人たちは、たいしたものだと思います。しかしその人たちはネガティブな言われ方をして、すごく気にしている。

だから、あなたたちがいるために、子どもの命が守られているのだよ、というメッセージを私は出し続けなければと思っています。

同時にこうしたお母さんたちが示したように、老若男女を問わず、一人ひとりが、自分が何をどう考えるのか、いつも自己判断していく訓練をつんでいかないと、日本の国で、きちっと科学にもとづいた政治がおこなわれるようにならないと思います。

講演に赴いても、しばしば言われるのは、放射線の害について、「科学者の意見がわかれていて、俺たちはどうしていいかわからない。まずは、科学者が意見を統一してくれないと困る」というものです。しかしこれまでお話ししてきたように、科学が政治によって歪められているので、そうはならないことを知っていただく以外ありません。

守田　まさに、それぞれで考えていくしかないのですね。

私はむしろそこに自由があると思います。科学者に決めてくれというのは、それこそ科学者の決定を支持はするけれど、中身には関心がないということでしかありません。その点で私も、即決判断で避難した女性たちの行動力は素晴らしいと思います。とくにお子さんを抱えて飛び出したお母さんたちは、お子さんに素晴らしいプレゼントをしました。またそうした女性たちに各地で他の女性たちが共感して、彼女たちと子どもたちを守ろうとしています。そんな女性たちの学習熱はとても高いのです。

しかしそのような方たちに話を聞いてみると、「夫がわかってくれない」ということがしばしばあります。「政府が大丈夫だといっているのだから、お前がそこまでやることはない」と言われてしまうのだそうです。しかし子どもを守ろうとする懸命な思いがあったからこそ、「放射線の量はここまでは大丈夫」というまやかしを、本能的に見抜くことができたのだと思うのです。この「子を守る直感」を、男性ももっと真剣になって受け止め、わがものとできたらいいと思います。もっとわれわれ男性が頑張って、こうした女性たちと同じ目線で行動しなくてはなりませんね。

矢ヶ﨑 そうですね。命を守る行動力は、あらためてすごい力だと感じています。私もこうした力に応えて、いまの状況を打開するためにも、「市民と科学者の内部被曝問題研究会」を立ち上げました。女性も男性も、老いも若きもみんなで集って、科学を市民の手に取り戻していきましょ

う。そうして私たちの未来をいっしょに切り開いていきたいと思います。

守田 どうもありがとうございました。

矢ヶ﨑克馬

1943年生まれ．沖縄県在住．広島大学大学院理学研究科博士課程単位取得満期退学．理学博士．専攻は物理．琉球大学理学部教授，理学部長などを経て，2009年3月，定年退職．琉球大学名誉教授．2003年より，原爆症認定集団訴訟で「内部被曝」について証言をする．東日本大震災以後は，福島ほか，全国各地で講演をしている．2012年久保医療文化賞受賞．2012年4月に「市民と科学者の内部被曝問題研究会」を設立，副理事長．

著書に『隠された被曝』(新日本出版社)，『力学入門(6版)』(裳華房)などがある．

守田敏也

1959年生まれ．京都市在住．同志社大学社会的共通資本研究センター客員フェローなどを経て，現在フリーライターとして取材活動を続け，社会的共通資本に関する研究を進めている．ナラ枯れ問題に深く関わり，京都の大文字山などで害虫防除も実施．東日本大震災以後は，広くネットで情報を発信し，関西をはじめ被災地でも講演を続けている．また，京都OHANAプロジェクトのメンバーとして，被災地に中古の自転車を整備して届ける活動をおこなっている．

著書に『原発からの命の守り方――いまそこにある危険とどう向き合うか』(海象社)がある．

内部被曝　　岩波ブックレット 832

2012年3月6日　第1刷発行
2019年6月25日　第8刷発行

著　者　矢《や》ヶ《が》﨑《さき》克《かつ》馬《ま》　守《もり》田《た》敏《とし》也《や》

発行者　岡本　厚

発行所　株式会社　岩波書店
〒101-8002 東京都千代田区一ツ橋2-5-5
電話案内 03-5210-4000　営業部 03-5210-4111
https://www.iwanami.co.jp/booklet/

印刷・製本　法令印刷　　装丁　副田高行　　表紙イラスト　藤原ヒロコ

ISBN 978-4-00-270832-4　　Printed in Japan